Helga Fleiß

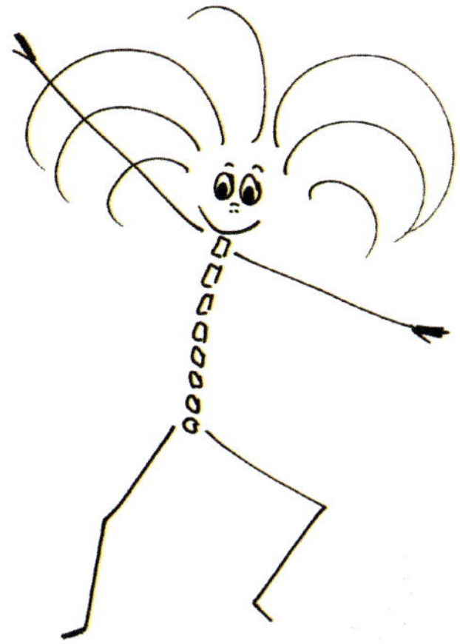

KIWI

Powergymnastik für Kinder

Ein multimediales Bewegungsprogramm mit Musik zur Gesundheitsförderung für Grundschule, Sportverein und zu Hause

Ökotopia Verlag, Münster

Impressum

Autorin
Helga Fleiß (Grazer Gang- und Rückenschule / Steirische Gesellschaft für Wirbelsäulenforschung)

Illustrationen + Fotos
Helga Fleiß · Nicola Wohlgemuth (Illustrationen) · Sabine Grün (Fotos)

Musik-CD
Herwig Burghard · Helga Fleiß · Eugen Freund

DVD
Otto und Helga Fleiß, PreTV, Grazer Gang- und Rückenschule, rowe productions

Covergestaltung
Kerstin Heinlein

Satz
art applied, Druckvorstufe Hennes Wegmann, Münster

ISBN
978-3-86702-087-9

1 2 3 4 5 6 7 8 9 10 11 12 · 16 15 14 13 12 11 10 09

Inhalt

Das KIWI-Programm

Das **KIWI-Programm** ist ein multimediales Bewegungsprogramm mit Musik für **Grundschulkinder**. Es enthält acht kurze Übungseinheiten mit Trainingsschwerpunkten, die für Kinder zwischen 6 und 10 Jahren wichtig sind: Bewegungskoordination, Muskelkraft, Beweglichkeit der Wirbelsäule, Haltungsaufbau, Fußgymnastik, Dehnübungen, Gleichgewichtsschulung und Entwicklung einer eigenen „Bewegungs-Persönlichkeit".

Jeder Übungseinheit liegt ein **altersgemäßes Thema** zugrunde: Mit der dynamischen „Wirbelix-Parade" als Einmarsch beginnt das Programm. Im „Schulbus" wird gelaufen, gesprungen und der Hampelmann geübt, im „Sumurai" werden Muskeln gedehnt und das Gleichgewicht geschult, der „Kraft-o-mat" sorgt für kräftige Muskeln, das Boots-Mobil macht die Wirbelsäule beweglich, der „Standpunkt" unterstützt den Haltungsaufbau, der „Dschungelschwung" bringt schwungvolle Entspannung und der „Stadtspaziergang" verbindet Lauf, Tanz und Pantomime zu einem lustigen Bewegungsspiel. Mit den „9 kleinen Österreichern" als Kurzübungen können die Kinder zeigen, was sie alles gelernt haben.

Alle Übungen werden zu einer Art **„Programm-Musik"** ausgeführt, die eigens für die einzelnen Stücke komponiert wurde. Dadurch ist sie optimal auf den Bewegungsablauf abgestimmt und unterstützt die Kinder beim Üben. Jede Einzelbewegung ist wie bei einer Tanzchoreografie taktgenau festgelegt, sodass sich die Kinder an einer klaren Struktur orientieren und ihr Rhythmusgefühl schulen können. Die abwechslungsreichen Musikstile sind den Themen angepasst und motivieren die Kinder durch ihren dynamischen Charakter.

Das KIWI-Programm besteht aus drei Elementen:
1. Die KIWI-DVD
Mit der beiliegenden DVD kann das Bewegungsprogramm optimal eingeübt werden. Alle acht Übungseinheiten werden von einer Kindergruppe zur Musik vorgeturnt, sodass bereits beim Zusehen die Bewegungen mitgemacht werden können. Eine übersichtliche Menüführung erleichtert das Auswählen einzelner Tracks sowie die gesamte Handhabung. Aber auch ohne DVD ist das Erlernen der Bewegungsabfolgen möglich. Dafür ist die Bewegungsbeschreibung der einzelnen Übungen in diesem Buch in Kombination mit der Musik-CD vorgesehen.

2. Das Buch: KIWI – Powergymnastik für Kinder
Die KIWI-Übungen
Auf den Seiten 8–20 werden alle Übungen von Kindern auf Fotos dargestellt. (Der Text entspricht jenem der DVD.) Außerdem macht der lustige Bewegungswichtel „Wirbelix", ein Strichmännchen mit einer sichtbaren Wirbelsäule, viele Bewegungen vor und motiviert die Kinder zum Nachmachen. Sein Name ist Programm: „KIWI" bedeutet **KI**nder-**WI**rbelixturnen!

Die Übungen sind zu **Trainingsschwerpunkten** zusammengefasst. Im **„Schulbus"** z. B. haben alle Übungen Laufen, Springen und Koordination zum Thema. Dabei wechseln die Übungen mehrmals, wodurch die Kinder nicht nur die Einzelübungen erlernen, sondern auch die schwierigere Aufgabe des Wechselns z.B. vom Laufen zum „Hampelkick" und wieder zum Laufen trainieren. Da dieser erste Trainingsblock knapp drei Minuten dauert, werden die Kinder für die nächsten Übungen gut aufgewärmt und erhalten gleichzeitig auch einen kleinen Konditionsanreiz.

Nach dem Aufwärmen folgen – wie auch bei jedem Lauftraining – mit dem **„Sumurai"** einige Dehnübungen. Gedehnt werden die Bein- und die Rumpfmuskeln, jeweils in einer langsamen Bewegung, welche durch die Musik „entschleunigt" wird. Die Dehntechnik entspricht einer langsamen, rhythmischen Arbeitsweise, in der extreme Dehnpositionen vermieden werden. Die Dehnübungen sind kombiniert mit Streckbewegungen, die durch einen langsamen Positionswechsel das Gleichgewicht und die Körperbeherrschung fördern.

Ein besonderer Schwerpunkt des KIWI-Programms ist der Kraftblock **„Kraft-o-mat"**, insbesondere zur Stärkung der Rumpfmuskulatur und damit zum Schutz der Wirbelsäule. Neben den obligaten Bauchmuskel- und Liegestütz- („Frosch-up") Übungen ist das „Flachkraulen" eine Rückenkräftigungsübung, die bei einer leichten Rotationsbewegung des Rumpfes nicht nur die langen Rückenstrecker stärkt, sondern auch die wichtigen kurzen Rückenmuskeln kräftigt. „X-Large" ist eine Übung zur Symmetrisierung von Becken-, Wirbelsäulen- und Schulterhaltung. Der „Albatros" als Abschluss dieses Trainingsblocks bewirkt die Stärkung der Schulterblattfixatoren, hat einen korrigierenden Einfluss bei vorgezogenem Schultergürtel und kräftigt den Rücken, wenn der Oberkörper während der Armbewegungen in einer Vorlage gehalten wird.
Der Kraftblock dauert 6 Minuten und ist damit die längste Trainingseinheit. Er bewirkt bei entsprechend intensiver Ausführung nicht nur eine Stärkung der Muskulatur, sondern auch eine Verbesserung der Kraftausdauer. Der Kraftaufbau ist besonders auch für Mädchen empfehlenswert, da die Osteoporose-Vorbeugung durch Krafttraining schon in der Kindheit beginnen sollte.

Im **„Boots-Mobil"** sind Übungen für die Wirbelsäule eingebaut. Es beginnt mit der seitlichen Mobilisierung der Wirbelsäule. Durch den Belastungswechsel bei der „Welle" wird die Lendenwirbelsäule beweglich gemacht und der „Mast" integriert die Brustwirbelsäule. Die „Woge" bewirkt eine Verbesserung der Rotation der Wirbelsäule und ist eine wichtige Übung bei Wirbelsäulenasymmetrien. Das „Segel" vereint Schultern und Arme in einer fließenden Seitbewegung, bei der Katzenbuckel-„Düne" wird die Wirbelsäule ebenfalls mobilisiert. In dieser Position ist die Wirbelsäule unbelastet und es soll das Gefühl für eine weiche und langsame Bewegung der Wirbelsäule erreicht werden. Im „Hafen" erlebt das Kind eine Entspannungshaltung; die Muskeln im Rücken und im Nacken sollen dabei locker sein.

Im **„Standpunkt"** wird mit den „Fußnoten" das Schrittrollen – (Abrollen über Ferse – Ballen – Zehen) geübt. Mit dem Mitdrehen von Becken und Oberkörper bei jedem Schritt wird die Körperposition und die Gesamthaltung Fuß – Knie – Becken – Oberkörper – Kopf geschult. Bei der „Schrittuhr" wird der Fuß in seinen verschiedenen Funktionsachsen aktiviert und die „Fußwiege" trainiert die Funktionskette Fuß – Knie – Becken – Wirbelsäule. Hier wird die Reaktion der Wirbelsäule bzw. der Oberkörperhaltung auf die geänderte Beckenstellung erlebt. Beim „Seegang" soll allein über den Belastungswechsel ein Mitschwingen des Oberkörpers und der Schultern/Arme erreicht werden. Voraussetzung ist, dass die Arme nicht gehalten oder geführt werden, sondern frei schwingen. Bei der „Pyramide" geht es um die Differenzierung von Haltungsvarianten, indem zwischen lässig-inaktiver und körperbewusst-aktiver Haltung gewechselt wird.

Dies führt im **„Dschungelschwung"** zum nächsten Schwerpunkt – dem Lösen des Schultergürtels durch Schwungbewegungen der Arme in Verbindung mit verschiedenen Ausgangsstellungen und Mitbewegungen der Beine. Ein wichtiger Zusatzfaktor ist das Erleben des Gruppenrhythmus. Während anfangs jedes Kind seinem eigenen Schwungrhythmus folgt, kann nach einiger Zeit ein gleichzeitiges Schwingen zu einem synchronen Gruppenrhythmus führen.

Der **„Stadt-Spaziergang"** ist der Ausklang des Trainingsprogramms. Es ist ein Bewegungsspiel in Kreisform, bei dem die Kinder auf unterschiedliche Situationen bezogene Bewegungsabläufe darstellen: z.B. das „Fahrradlaufen", Reaktionen bei der Kreuzung oder Gangmustervariationen wie das Schlendern durch ein „Museum" im Gegensatz zum Rollenspiel des bürgermeisterlichen Schreitens über den Marktplatz.

Zum Abschluss aller Übungen folgen **die neun kleinen Österreicher.** Dies ist ein achtminütiges Kurzprogramm, das abwechselnd mit dem gesamten KIWI-Programm geturnt werden kann. Es besteht aus zwei Tanz-Koordinationsbewegungen, zwei Dehnübungen, fünf Kraftübungen, zwei Beweglichkeitsübungen und einer Fußgymnastik mit Haltungsaufbau. Eingesetzt wird es auch im KIWI-Check (vgl. DVD) als einfacher motorischer Test.

Die KIWI-Musikprotokolle
Im zweiten Teil des Buches erfolgt auf den Seiten 22–44 eine genauere Beschreibung der einzelnen Übungen und eine grafische Darstellung der rhythmischen Gestaltung. Da alle Übungen zur Musik geturnt werden und die Musik genau auf die Bewegung abgestimmt ist, ist das Musikprotokoll eine Hilfe für all jene, die sich an diese Gestaltung halten wollen.
Das Musikprotokoll ist nach folgenden Gesichtspunkten aufgebaut: In jeder Zeile stehen acht Takte, die eine Einheit bilden und dem Rhythmus der Musik entsprechen. In den Tabellenkästchen stehen Anweisungen, welcher Fuß oder Arm an der Reihe ist. Daneben gibt es auch Anweisungen für Bewegungen wie „Kick" oder „Klingeln".

3. Die Musik-CD
Die Musik-CD beginnt zur lockeren Einstimmung mit dem **Schul-Lied**, dann folgen die einzelnen Bewegungsblöcke in der Reihenfolge **Wirbelix-Parade, Schulbus, Sumurai, Kraft-o-mat, Boots-Mobil, Standpunkt, Dschungelschwung, Stadt-Spaziergang** und **Parade.** Insgesamt dauert das Programm knapp 30 Minuten. Im Gegensatz zur DVD fehlen die einleitenden Worte vor jedem Bewegungsblock.
Am Schluss folgen die **neun kleinen Österreicher.**

Wie arbeite ich mit dem KIWI Programm?
Mit der DVD lassen sich die Kinder sofort zum Mitmachen motivieren. Zuerst sollte die Freude an der Bewegung im Vordergrund stehen, bevor PädagogInnen oder Eltern nach und nach auf die Ausführung der einzelnen Übungen eingehen. Auf Rhythmus und Taktgenauigkeit sollte nur beim eigenen Vorzeigen geachtet werden – die Kinder müssen zuerst die Bewegungen erlernen, bevor sie sich an den Bewegungsrhythmus halten können. Wenn die Übungen mit der DVD erlernt wurden, sollte auf die CD gewechselt und mit der Musik allein geturnt werden.

Effektivität des Programms
Kinder im ersten Schuljahr sollten daran gewöhnt werden, täglich an einer Bewegungseinheit Spaß zu haben. Ein kleiner Fortschritt ist bereits erreicht, wenn zusätzlich zu kurzen Bewegungseinheiten das 30-Minuten-Programm zumindest zweimal pro Woche geturnt wird. Drei- bis viermal pro Woche sollten jene Kinder turnen, die etwas gegen Haltungs- und/oder Koordinationsschwächen erreichen wollen.
Nach ca. einem halben Jahr könnte der KIWI-Check eine erste Kontrolle über die Leistungsfähigkeit des Kindes sein und den Übergang zu individuellerem Üben einleiten. Einige Anregungen zu Tests usw. sind auf der KIWI-DVD unter Punkt 12 zu finden.

Ziel des KIWI-Programms ist eine **Gesundheitsvorsorge**, die zum einen den gesamten Körper aktiviert, zum anderen aber einen Schwerpunkt auf den Schutz der kindlichen Wirbelsäule legt. Schon durch den zweimaligen Einsatz des halbstündigen Gesamtprogramms pro Woche werden Kreislauf, Muskelkraft und Koordination der Kinder verbessert.
Das Wichtigste ist es allerdings, den Kindern Freude an der Bewegung zu vermitteln.

Wir wünschen allen Bewegungsbegeisterten viel Spaß und gutes Gelingen mit KIWI!

Helga Fleiß

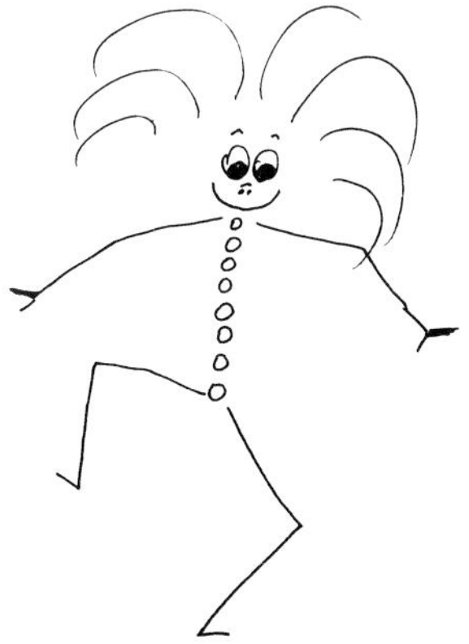

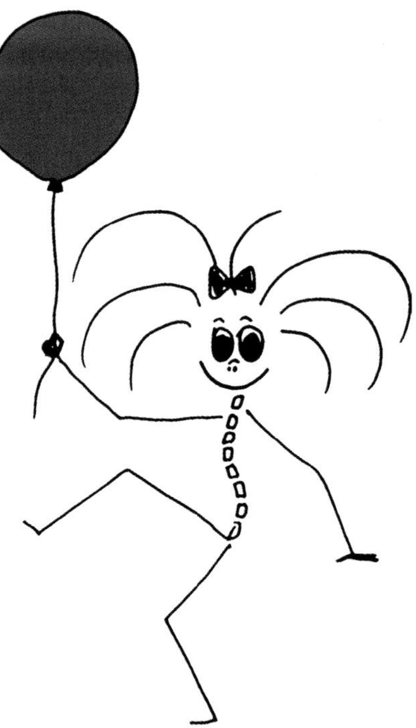

Die KIWI-Übungen

Powergymnastik mit WIRBELIX

POWERGYMNASTIK MIT WIRBELIX

Hallo Kinder!

Seid alle herzlich gegrüßt und willkommen bei der KIWI-Powergymnastik für Kinder!

Mein Name ist WIRBELIX. So heiße ich, weil ich eine besondere Eigenschaft habe: Meine WIRBELSÄULE ist von außen sichtbar! Bei mir könnt ihr jeden einzelnen Rückenwirbel genau erkennen und sehen, wie biegsam die Wirbelsäule ist.
Wenn ich euch eine Übung zeige, seht ihr dadurch sofort die richtige Haltung, z. B.

beim **„Seilzug“**,

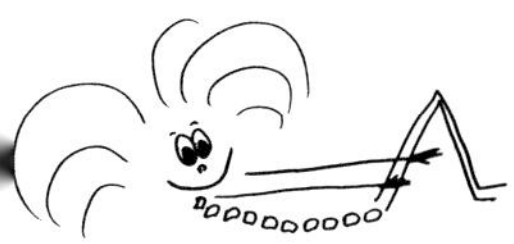

bei der **„Düne“**

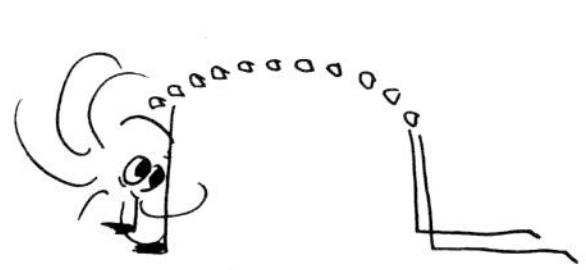

oder beim **„Big Ben“**.

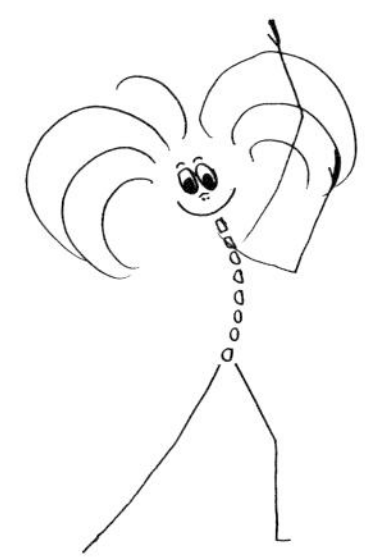

Mein Name ist übrigens auch in „KIWI“ versteckt, das ist nämlich die Abkürzung für „**KI**nder-**WI**rbelixturnen“!

Auf den nächsten Seiten findet ihr alle KIWI-Übungen zum Nachturnen zu Hause mit der CD. Ein kurzer Text erklärt, worauf ihr achten müsst. Dazu gibt es Fotos mit Kindern oder ich selbst zeige euch die Übungen.

Also: CD einlegen und los geht’s zur Einstimmung mit dem Schul-Lied!

Viel Spaß wünscht euch

euer WIRBELIX!

SCHUL-LIED

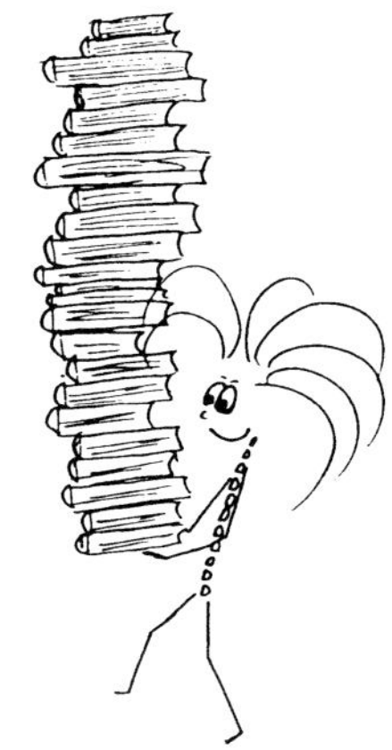

1. Schule, Schule, Schulé,
   langes Sitzen tut weh.
   Damit ist es jetzt Schluss:
   Wir bewegen uns von Kopf bis Fuß.

2. Schule, Schule, Schulé,
   rechts und links und ein Dreh,
   Schwung und Schwung und im Nu
   hören wir dem Lehrer wieder zu.

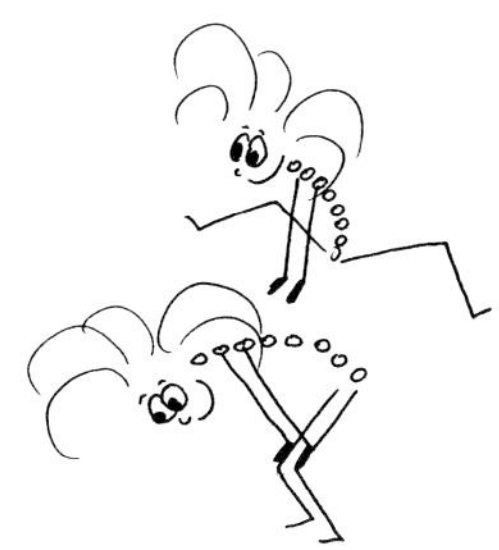

3. Schule, Schule, Schulé,
   fit vom Kopf bis zur Zeh!
   Lernen kann man nur dann,
   wenn man auch Bewegung machen kann.

4. Schule, Schule, Schulé,
   Regenbogen im See,
   kommt ins Ferienland,
   dort sind nämlich Lehrer unbekannt!

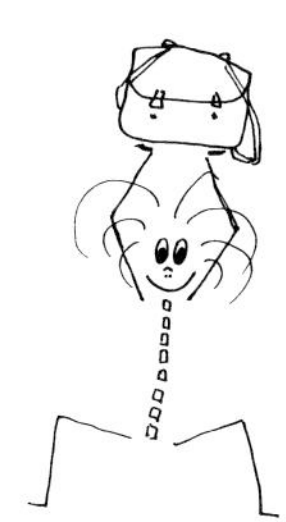

5. Schule, Schule, Schulé,
   Noten, die sind passé.
   Jeder tut was er will,
   ohne blöden Schularbeitendrill!

6. Schule, Schule, Schulé,
   Frühling, Sommer und Schnee,
   Schulschluss, Urlaub und dann
   fängt das neue Schuljahr wieder an!

WIRBELIX-PARADE

DVD/CD Nr. 2

Marschieren

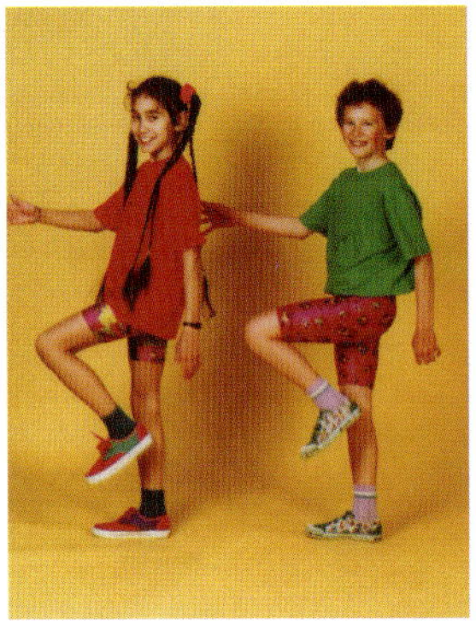

Zu dieser Musik kann man gut im Takt marschieren. Wir lassen die Arme mitschwingen, heben die Knie und bleiben vor allem genau im Rhythmus.

Wir marschieren im Kreis oder im Zick-Zack-Kurs (nach vier Takten Richtung wechseln) durch den Turnraum oder quer durchs Wohnzimmer.

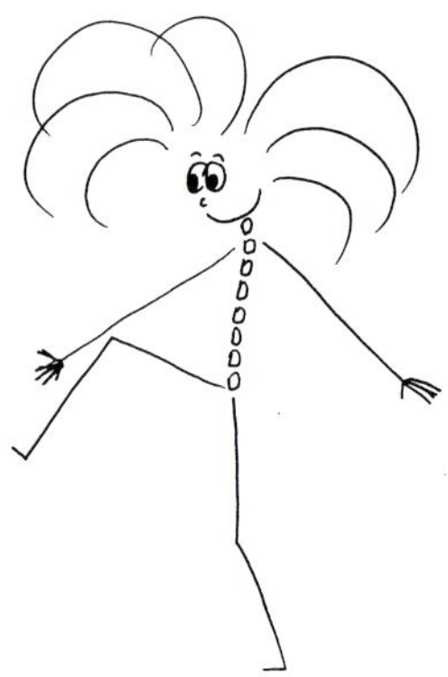

SCHULBUS

DVD/CD Nr. 3

Nach der Wirbelix-Parade und zum richtigen Aufwärmen laufen wir jetzt gleich einmal fast so schnell wie ein Schulbus.

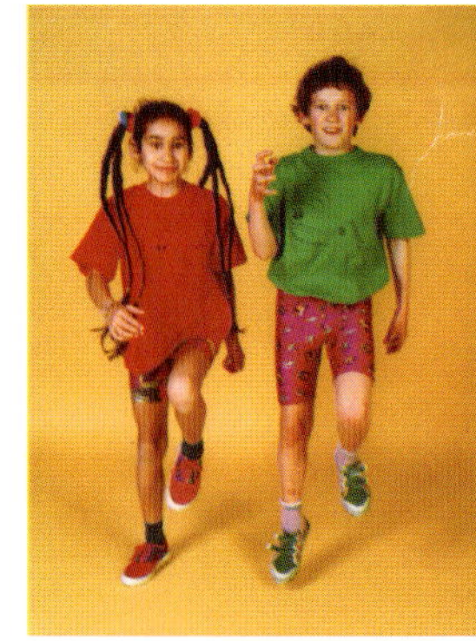

Laufen

Zuerst laufen wir ganz locker am Ort und dann in kleinen Schritten nach vorn und wieder zurück.

Hampelkick

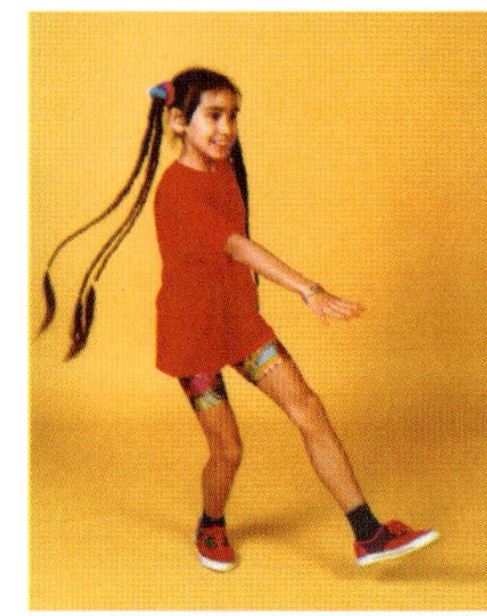

Anschließend kicken wir abwechselnd mit dem linken und dem rechten Bein nach vorn und

Klingeln

„klingeln“ mit den Händen – genau zur Musik – einmal unten und dann oben.

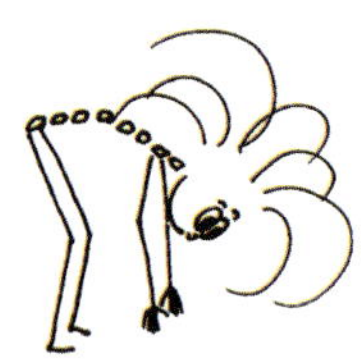

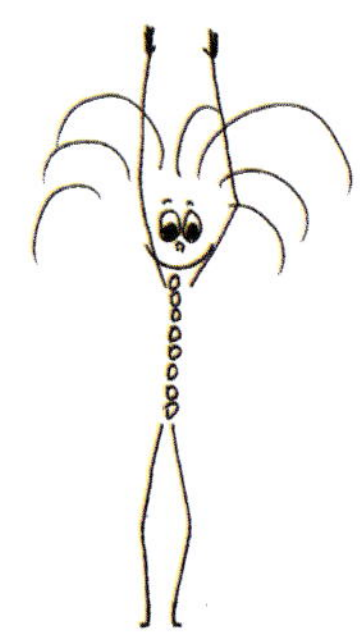

Laufen

Dann laufen wir wieder am Ort weiter. Wir nehmen die Knie ein wenig höher, und schon kommt der

Hampelkick

Hampelkick – diesmal abwechselnd rechts und links zur Seite und gleich darauf

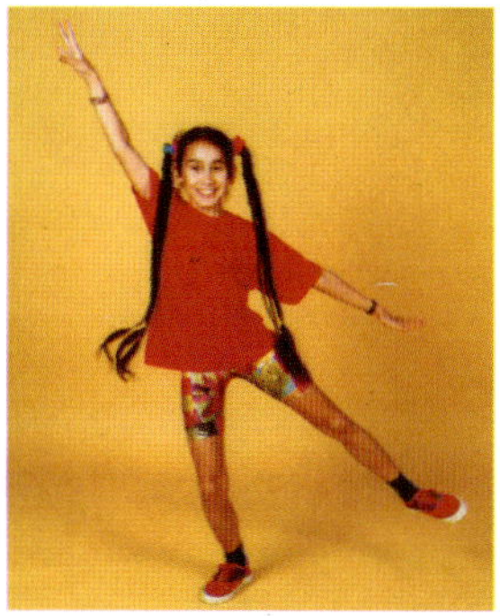

Klingeln

klingeln wir wieder: einmal unten – einmal oben.

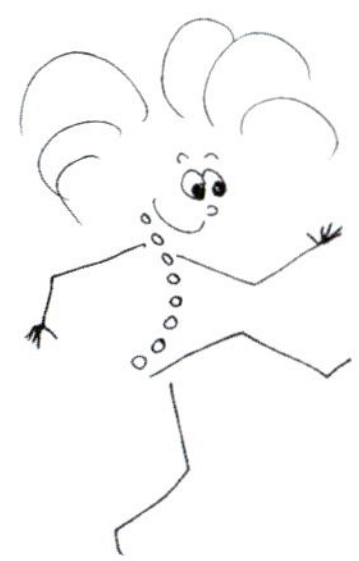

Laufen

Wir machen 4 Laufschritte am Ort, bis wir langsame Schritte hören: Es kommt der Lehrer!

Lehrer

Wir machen schwere Lehrerschritte mit krummem Rücken und gebeugten Knien, und zum Schluss noch ein paar schnelle Schritte bis zum Bus.

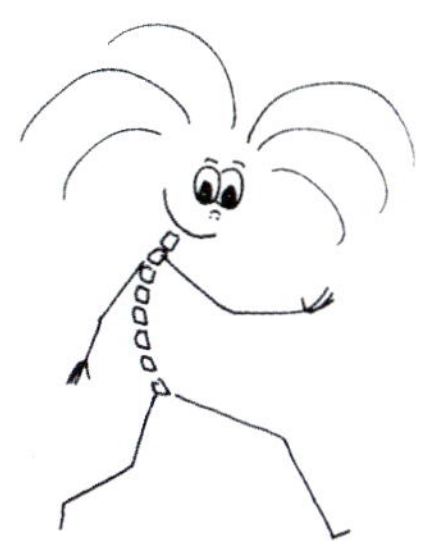

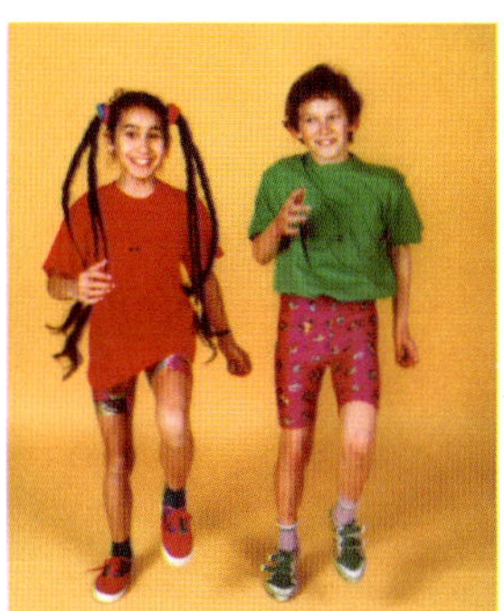

Laufen

Wir laufen am Ort, nehmen die Arme ordentlich mit und heben die Knie. Und schon springen unsere Beine auseinander in den Hampelmann.

Hampelmann

Seite – Mitte – Seite – Mitte!

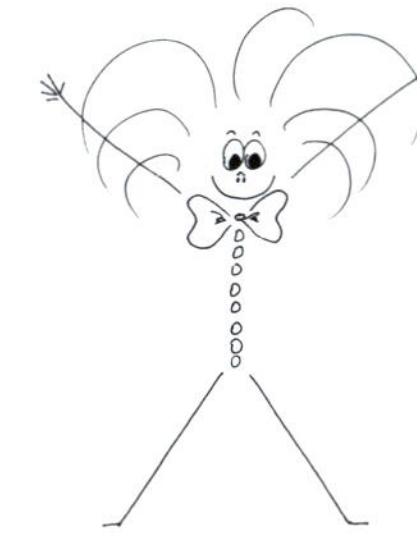

Klingeln

Wir klingeln unten und oben.

Laufen

Wir laufen weiter und klatschen beim Laufen im Takt in die Hände.

Hampelkick

Dann kommt wieder der Hampelkick zur Seite und ein letztes Mal

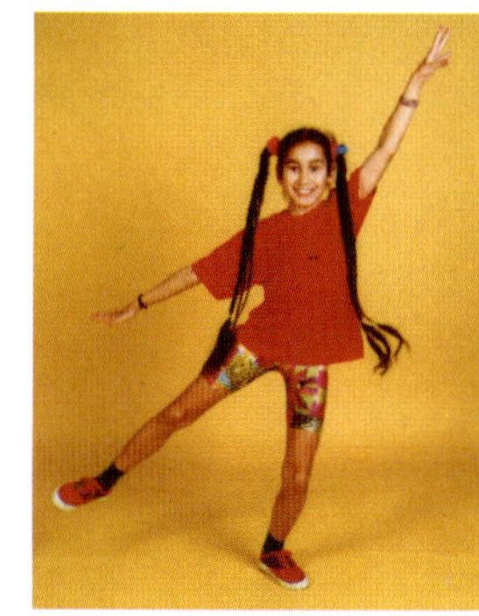

Klingeln

das Klingeln unten und oben.

Laufen

Noch immer ist der Schulbus „laufend“ im Einsatz.

Hampeltanz

Zum Schluss drehen wir uns in den Hampeltanz und hampeln mit hochgezogenen Knien einmal rechts und einmal links herum.

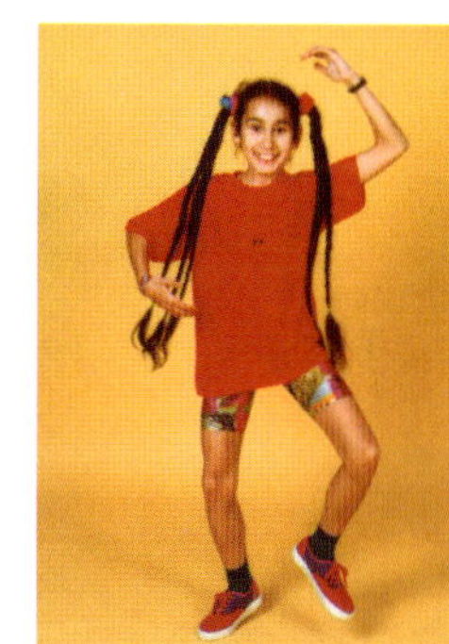

Laufen

Nach ein paar letzten Laufschritten sind wir an der Endstation.

Endstation

Unser Bus hält mit quietschenden Bremsen genau vor der Schule – pünktlich mit dem Läuten der Schulglocke!

SUMURAI

DVD/CD Nr. 4

Da wir jetzt alle gut aufgewärmt sind, können wir im nächsten Stück unsere Muskeln dehnen:

Einzug des Drachen

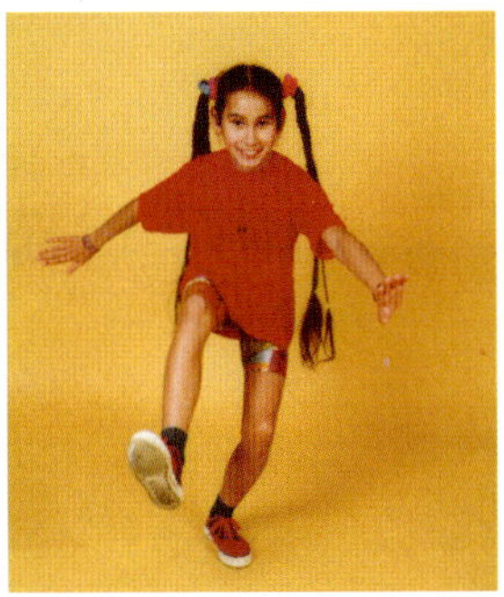

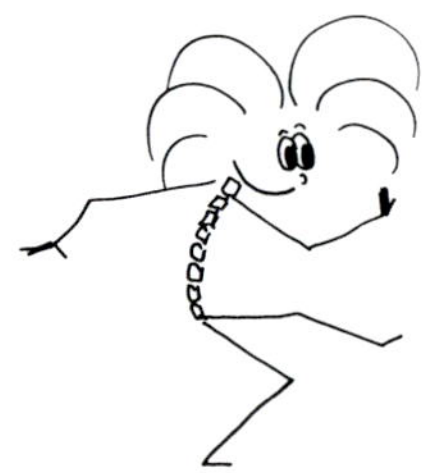

Wir gehen etwas in die Knie, machen 4 tiefe Schritte nach vorn und bleiben mit leicht gegrätschten Beinen in der Sumurai-Position stehen:

Sumurai

Grätschstellung, gestreckte Arme leicht angehoben, Handflächen zeigen nach vorn. Die Knie sind leicht gebeugt und das Becken ist zurückgekippt.

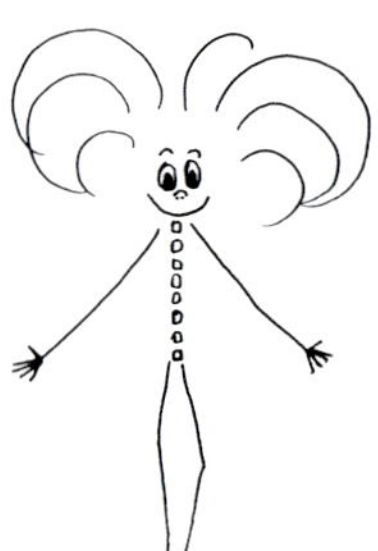

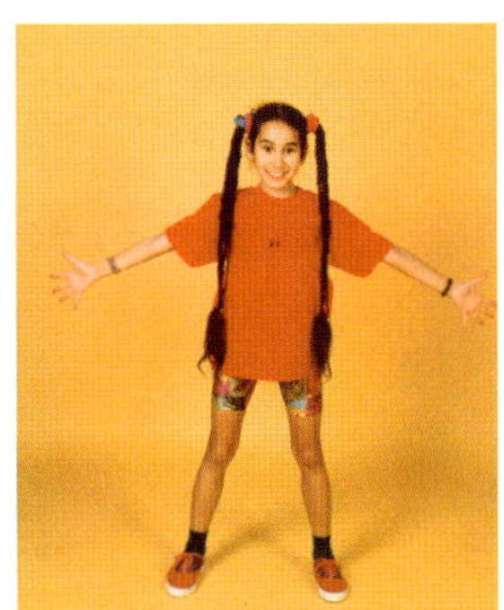

Regenbogen

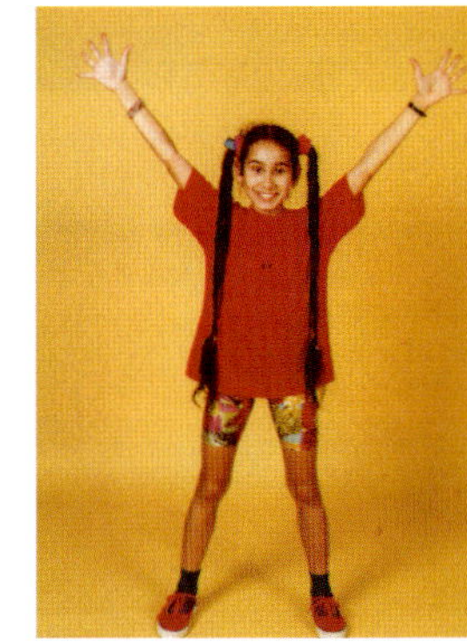

Wir strecken unsere Arme zuerst zur Seite, dann in die Höhe und nehmen sie langsam wieder herunter.

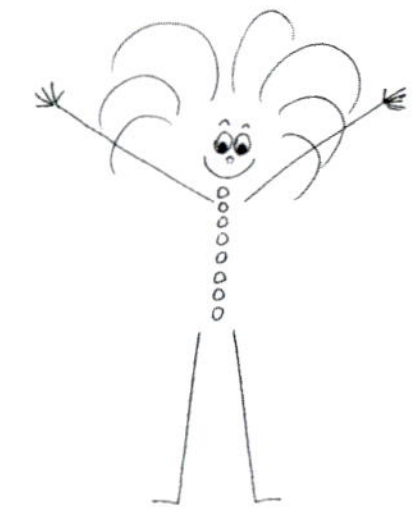

Eidechse

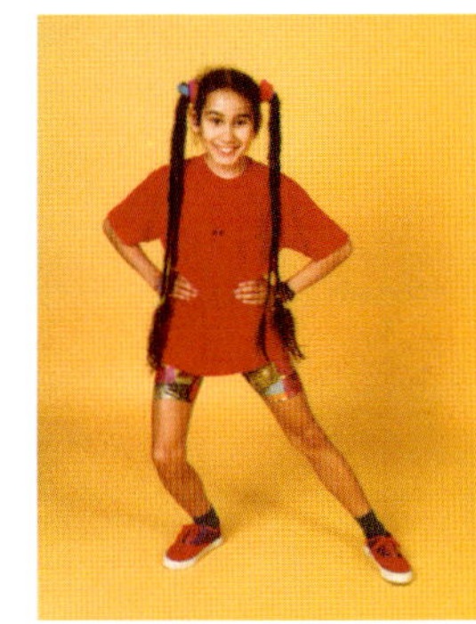

Jetzt stützen wir die Hände in die Hüften, verlagern das Gewicht auf eine Seite, beugen dort leicht die Knie, bleiben mit dem Oberkörper aufrecht und wechseln dann über die Mitte zur anderen Seite.

Tiger

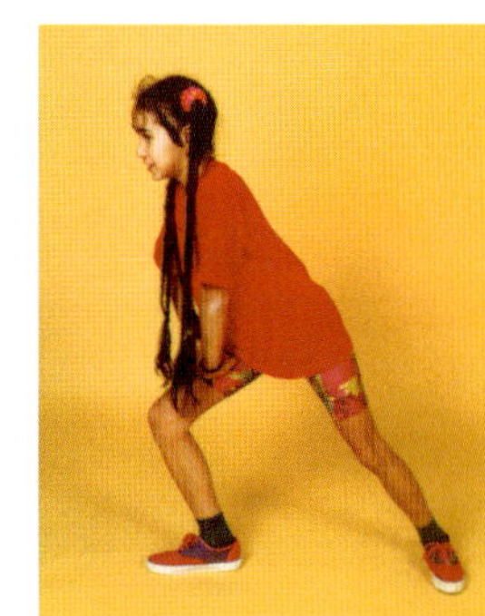

Wir drehen uns seitlich in die Schrittstellung, beugen das vordere Knie, stützen uns mit den Händen auf und gehen mit dem Oberkörper leicht vor.
Dann strecken wir das vordere Bein wieder und gehen mit dem Oberkörper zurück – gleichzeitig beugen wir das hintere Knie (2 x).

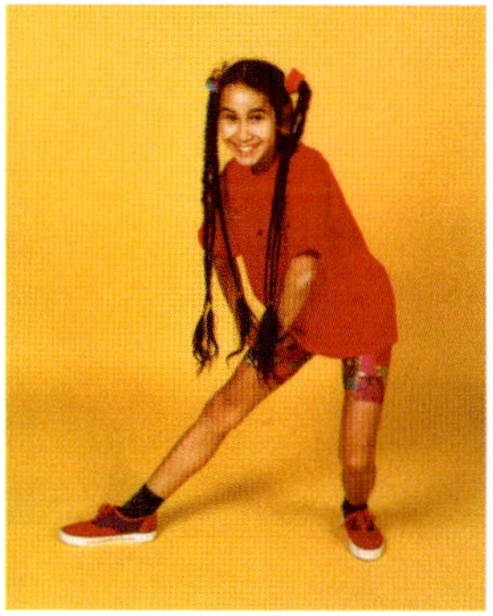

Dann drehen wir uns wieder nach vorn, wechseln auf die andere Seite in die Schrittstellung und dehnen auch hier leicht unsere Beinmuskulatur (2 x).

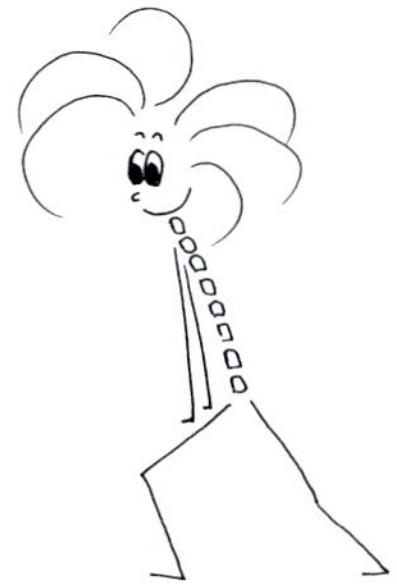

Wand

Wir drehen uns wieder zur Mitte, beugen leicht die Knie, nehmen den Oberkörper und die Arme nach einer Seite und drücken uns von einer unsichtbaren Wand weg. Wir wechseln über die Mitte zur anderen Seite und drücken uns – oder schieben die Wand – weg.

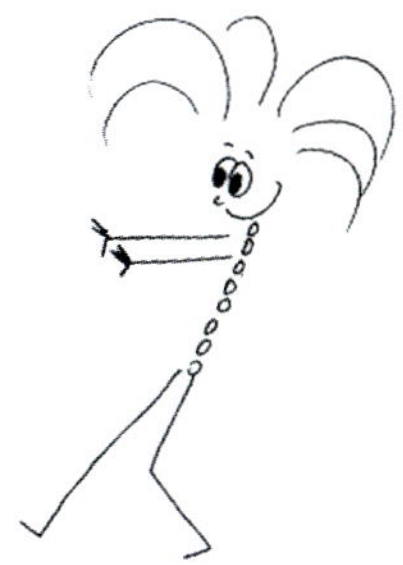

Waage

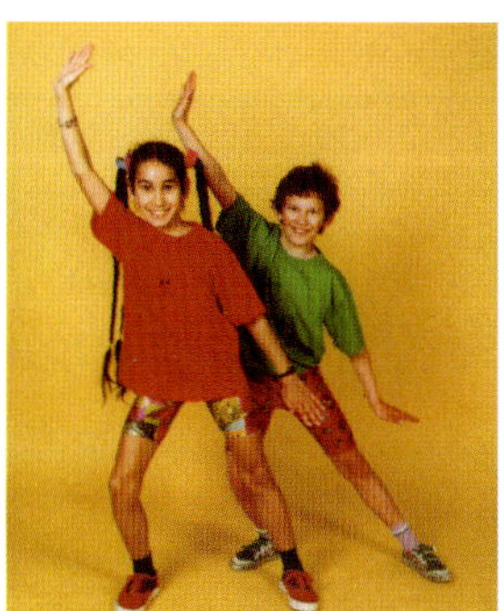

Jetzt stehen wir wieder aufrecht, verlagern das Gewicht auf eine Seite, beugen dort leicht das Knie und strecken den Arm auf dieser Seite hoch. Wir ziehen uns diagonal auseinander. Dabei sollten wir nicht in der Hüfte einknicken. Dann wechseln wir auf die andere Seite.

Tau

Wir stehen in leichter Grätsche, gehen etwas in die Knie und drücken unsere Hände dabei vor dem Körper zusammen.
Dann strecken wir die Knie wieder und ziehen dabei unsere Hände auseinander.

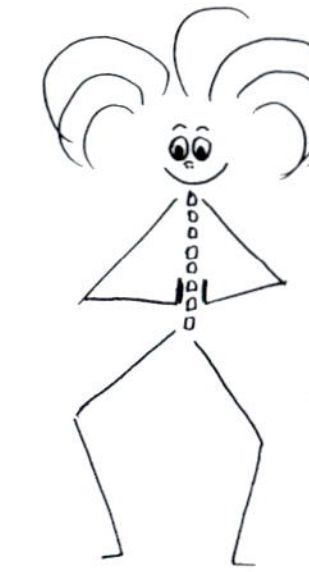

Schwert

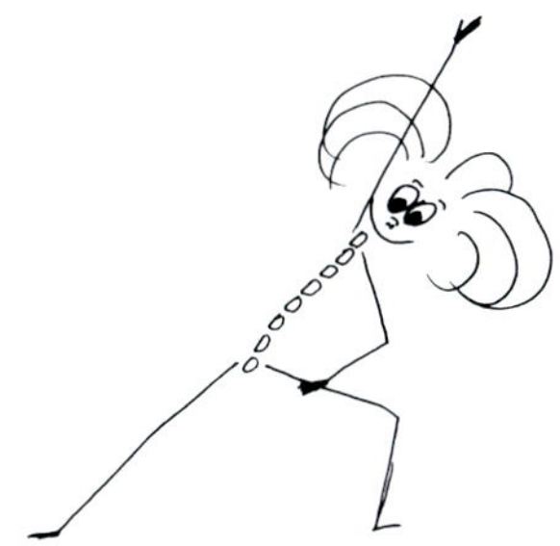

Jetzt verlagern wir unser Gewicht auf eine Seite, beugen dort das Knie, stützen uns mit dem Ellbogen auf und strecken den anderen Arm seitlich hoch.

Wir ziehen diesen Arm in die Höhe – aber knicken nicht in der Hüfte ein!
Wir ziehen uns sanft seitlich hoch, wechseln auf die andere Seite und machen die gleiche Übung auch hier.

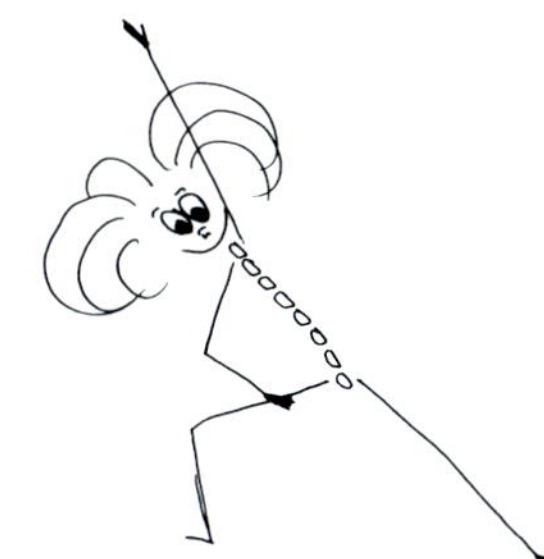

Sumurai

Zum Schluss stehen wir wieder in der Sumurai-Position.

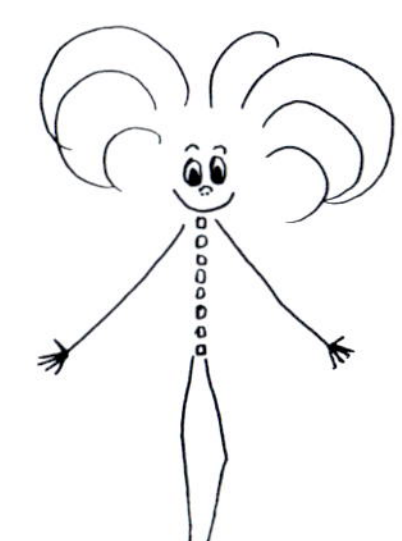

KRAFT-O-MAT

DVD/CD Nr. 5

Als nächstes kommt ein anstrengender Teil: unser Kraftblock. Wer ohne Pause alle Übungen mitmachen kann, der ist schon ein super Sportler. Wer noch nicht so trainiert ist, hört einfach auf, wenn er müde ist.

Seilzug

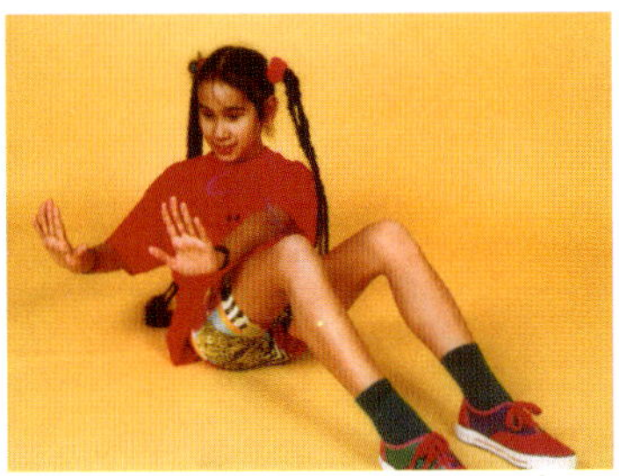

Wir sitzen auf einer Turnmatte und stellen die Knie auf.
Wir ziehen uns am Seil hoch und drücken uns wieder weg.

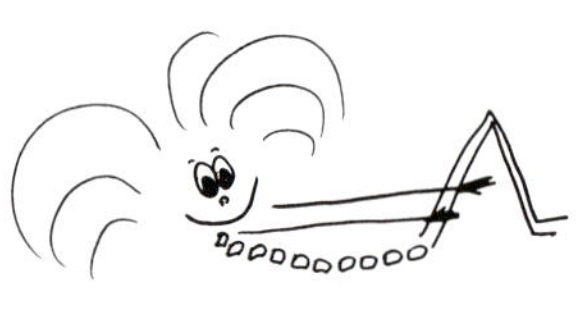

Zuerst ziehen wir uns gerade hoch – das Seil läuft zwischen unseren Knien. Dann ziehen wir uns seitlich hoch – das Seil läuft einmal rechts und dann wieder links an unserem Körper vorbei.
Zum Schluss ziehen wir wieder gerade.

Frosch-up

Nach dem Seilzug drehen wir uns um und stützen uns auf in die Frosch-Hocke: Die Arme sind aufgestützt, die Beine nicht ganz durchgestreckt und die Fersen werden ein bisschen vom Boden abgehoben.

Wir drehen die Fingerspitzen ein wenig einwärts und drücken uns in den Frosch-up hoch (Ellbogen nicht ganz durchstrecken). Dann beugen wir wieder Ellbogen und Knie und gehen in die Frosch-Hocke.

Und hoch – und tief – up and down: zuerst langsam und dann im doppelten Tempo!

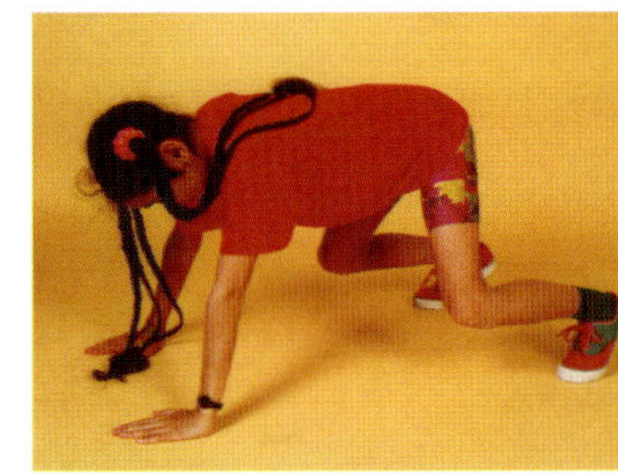

Wer hält durch beim Spezial-Unterwasser-Trockentraining für sportliche WIRBELIX-Turnfrösche?

Ein letztes Mal – und dann ist auch der stärkste Frosch geschafft!

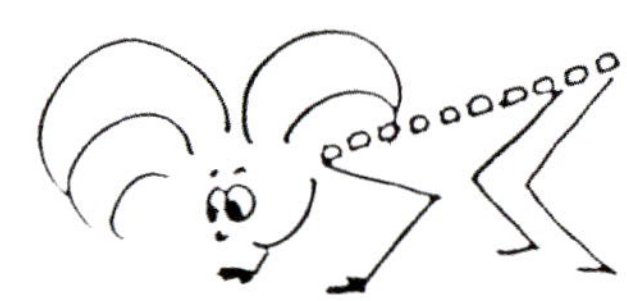

Gipfeltreffen

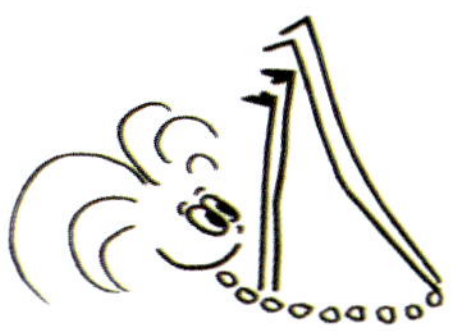

Für das Gipfeltreffen legen wir uns auf den Rücken, ziehen beide Beine an und strecken Arme und Beine nach oben, bis sich Finger und Zehen zu einem Gipfel treffen.

Dann lassen wir uns wieder in die Ausgangsposition „herunterfallen".

Tip-Top-Flop und hoch und tief und jeder spürt die Bauchmuskeln beim Tip-Top-Flop.

Flachkraulen

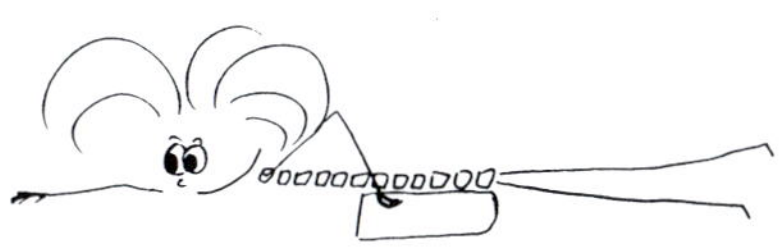

Wir liegen auf dem Bauch, am besten auf einem harten Polster. Wir überkreuzen die Beine, spannen den Po fest an und kraulen vorwärts.

Wir ziehen uns einmal mit dem rechten, dann mit dem linken Arm durchs Wasser und spüren, wie unsere Rücken- und Armmuskeln arbeiten müssen.

KRAFT-O-MAT

Pony

Jetzt sitzen wir auf der Matte, stellen die Knie leicht auf und stützen die Arme hinter dem Körper ab. Dann drücken wir uns hoch und kicken dabei ein Bein leicht vor:

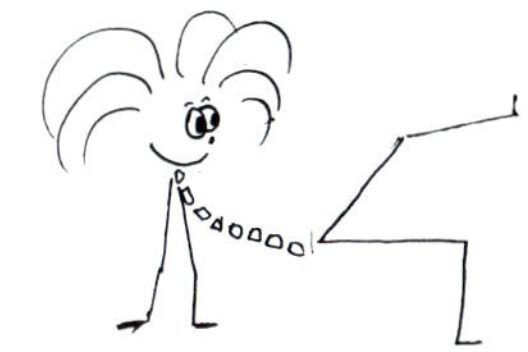

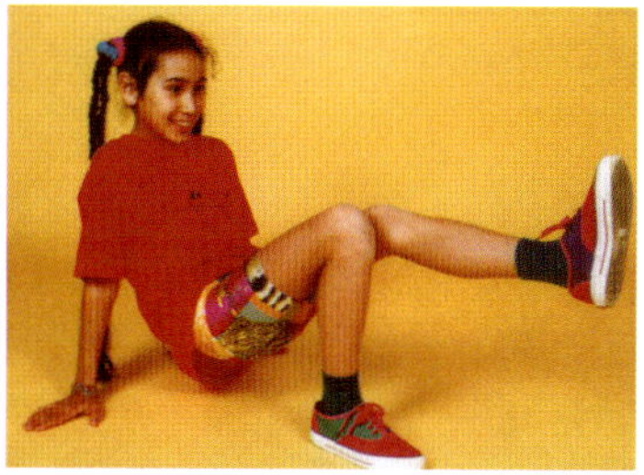

Hoch – kick und runter –
hoch – kick – und runter.

Zuerst galoppiert das Pony recht gemütlich, dann im doppelten Tempo:

Kick und runter – kick und runter – Knie und Po – Knie und Po – kick und down – kick und down – und endlich ist das Pony im Stall.

X-Large

Für das X-Large legen wir uns auf den Bauch.
Wir spannen gleich wieder unseren Po an, strecken einen Arm und das gegenüberliegende Bein aus und ziehen uns lang auseinander.

Wir heben dabei das Bein nur ganz wenig ab und atmen ruhig weiter, auch wenn das Ziehen sehr anstrengend ist.

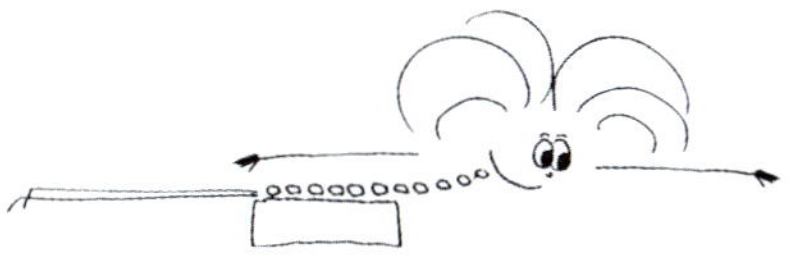

Albatros

Nach dem letzten Ziehen ins X-Large kommen wir auch schon zur letzten Übung in unserem Kraftblock, zum Albatros.

Dazu gehen wir in den Kniestand, nehmen den Oberkörper etwas vor, spannen die Flügel weit und fliegen mit ruhigen Flügelschlägen hoch über die Felder und wieder hinunter, machen einen leichten Bogen nach rechts und dann nach links, werden schneller und ziehen eine große Schleife über das Fußballfeld.

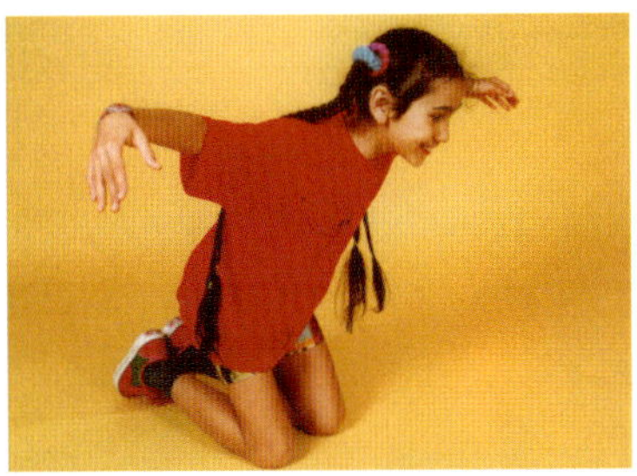

Wir fliegen wieder zurück, am Kirchturm vorbei und lassen unsere Schwingen kräftig arbeiten.

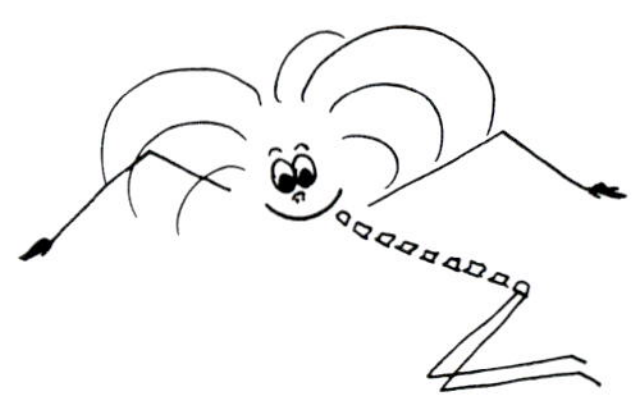

Nun sind wir am Ende unseres Kraftblocks. Wir setzen uns zurück auf die Fersen und ruhen ein wenig aus.

BOOTS-MOBIL

DVD/CD Nr. 6

Jetzt wird es wieder gemütlicher. Wir sitzen mit überkreuzten Beinen im Schneidersitz in einem Boot und lassen uns von den Wellen treiben. Dabei macht unsere Wirbelsäule die sanften Bewegungen des kleinen Segels mit.

Welle

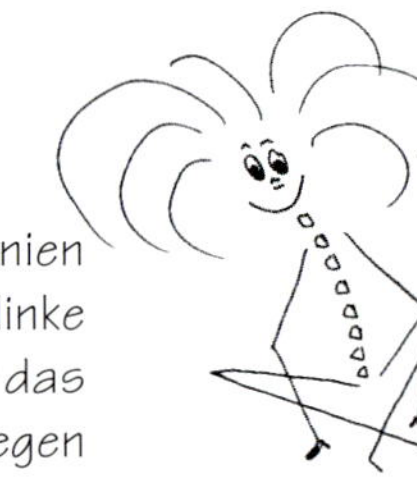

Wir haben die Hände an den gebeugten Knien und ziehen abwechselnd die rechte, dann die linke Körperseite etwas hoch. Dabei verlagern wir das Gewicht von einer Seite zur anderen und biegen leicht unsere Wirbelsäule.

Mast

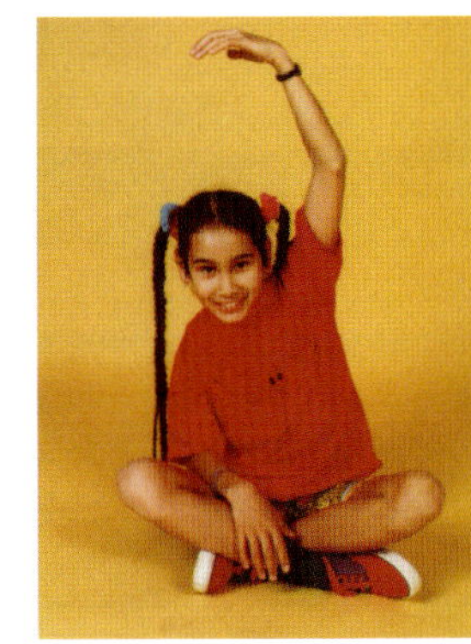

Anschließend strecken wir einen Arm seitlich hoch und ziehen uns etwas in die Höhe. Danach machen wir das gleiche mit dem anderen Arm.

Woge

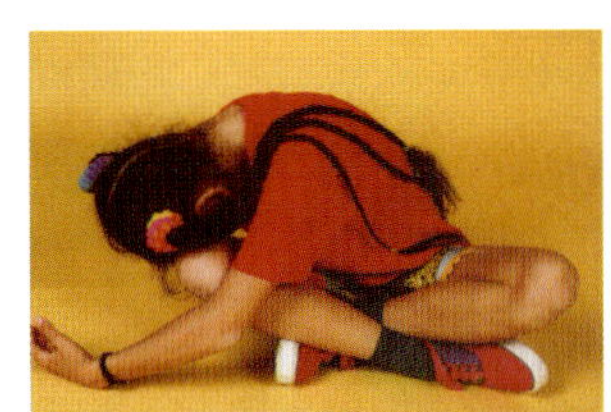

Dann neigen wir uns über ein Knie, richten uns auf und neigen uns über das andere Knie.

Segel

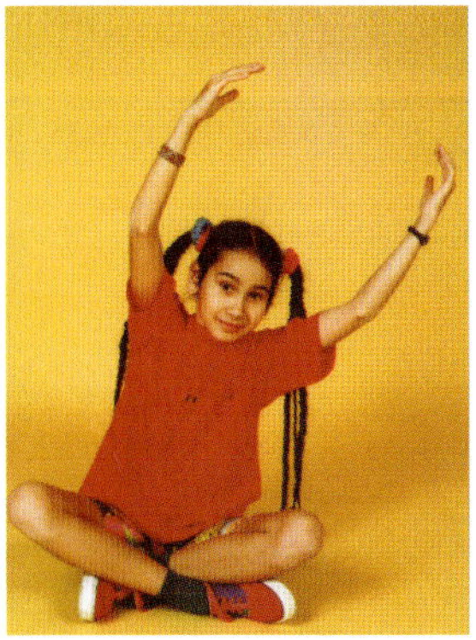

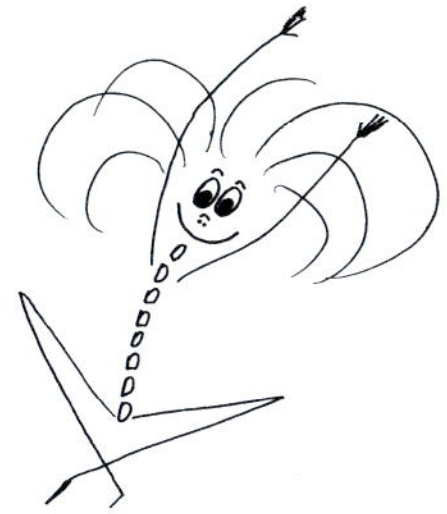

Jetzt nehmen wir beide Arme hoch und lassen sie wie zwei Segel im Wind hin- und herwehen.

Düne

Wir wechseln in die Bankstellung, die Knie sind leicht geöffnet. Wir machen zuerst einen sanften Katzenbuckel (den Kopf locker hängen lassen) und dann wieder einen geraden Rücken.

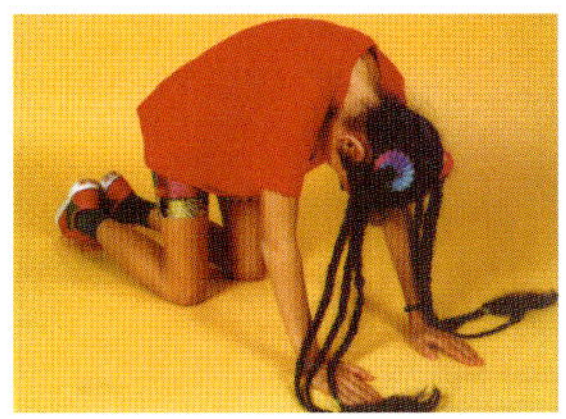

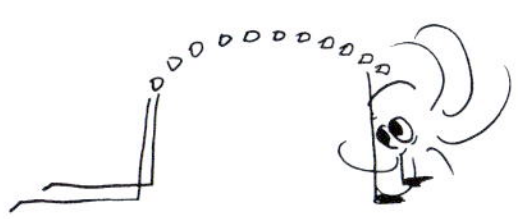

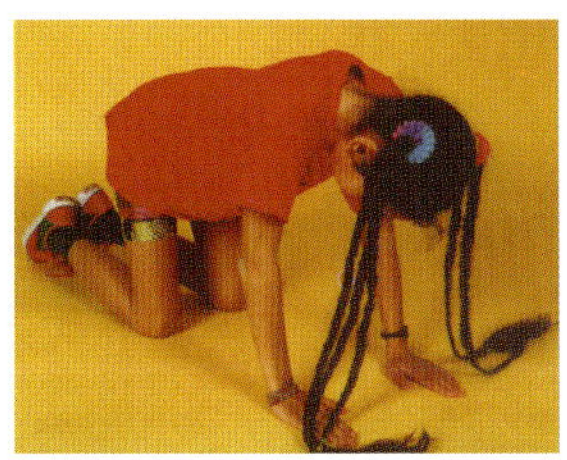

Woge + Segel

Woge und Segel werden wiederholt, diesmal im Kniesitz.

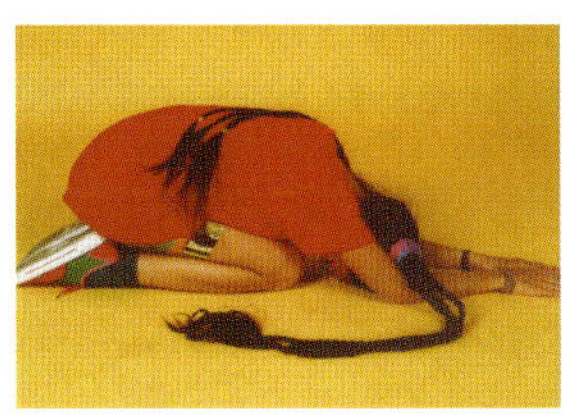

Hafen

Am Ende der Fahrt nehmen wir die Arme wieder herunter und lassen unser kleines Boot im Hafen ausruhen.

STANDPUNKT

DVD/CD Nr. 7

Für den Standpunkt braucht man ein gutes Gleichgewicht. Wir stellen uns aufrecht hin und stützen unsere Hände in die Hüften.

Wir beginnen mit unseren Bewegungen bei den Fußsohlen und wandern langsam fußaufwärts bis zum höchsten Punkt auf unserem Kopf.

Fußnoten

Das rechte Bein beginnt: Wir rollen von den Fersen zu den Zehen und bleiben dabei ganz weich in den Knien. Wir drehen den Oberkörper ein wenig mit und lassen die „Fußnoten“ so richtig rollen.
Von den Fersen zu den Zehen rollen wir abwechselnd mit dem rechten und mit dem linken Fuß.

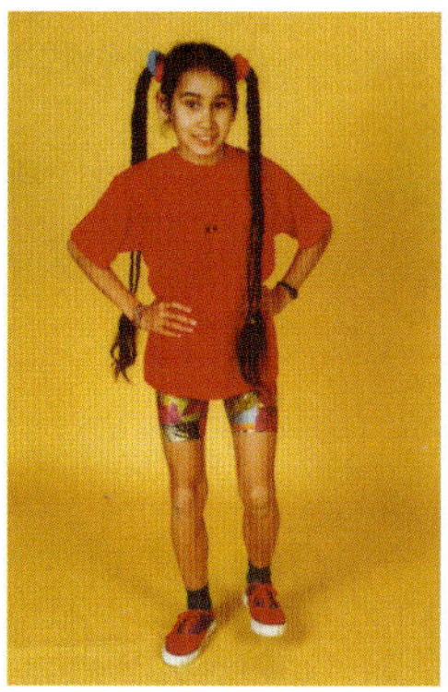

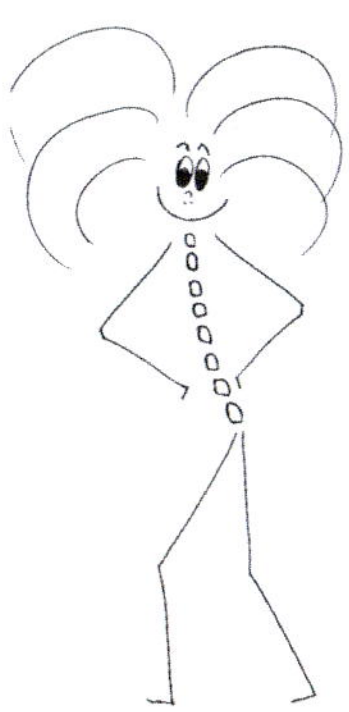

Schrittuhr

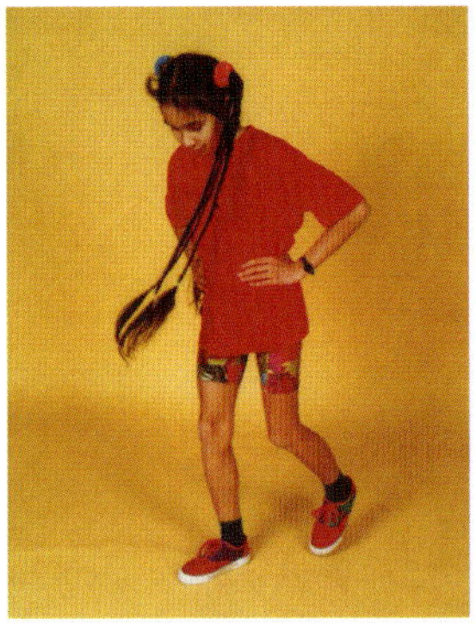

Für die Schrittuhr stehen wir im Mittelpunkt eines Ziffernblatts.
Wir gehen mit dem rechten Fuß einen Schritt vor (12 Uhr) und wieder zurück zur Mitte, dann mit dem linken Fuß einen Schritt zurück (auf 6 Uhr) und wieder zur Mitte.
Dann mit dem rechten Fuß nach rechts zur Seite (3 Uhr) und wieder zur Mitte und mit dem linken Fuß nach links zur Seite (9 Uhr) und zurück in die Mitte.

Dasselbe machen wir noch einmal, aber wir beginnen mit dem linken Fuß und gehen vor auf 12 Uhr, dann wieder zurück, mit dem rechten Fuß auf 6 Uhr und wieder zur Mitte, links auf 9 Uhr und zur Mitte, rechts auf 3 Uhr und zur Mitte.

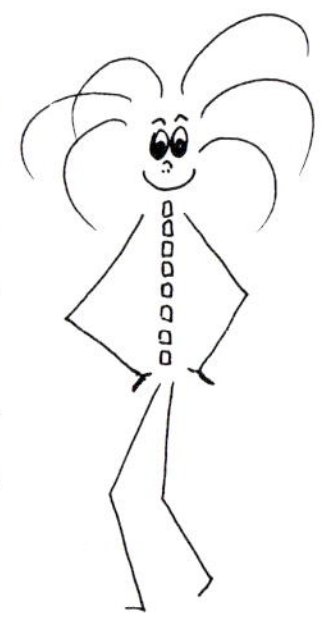

Fußwiege

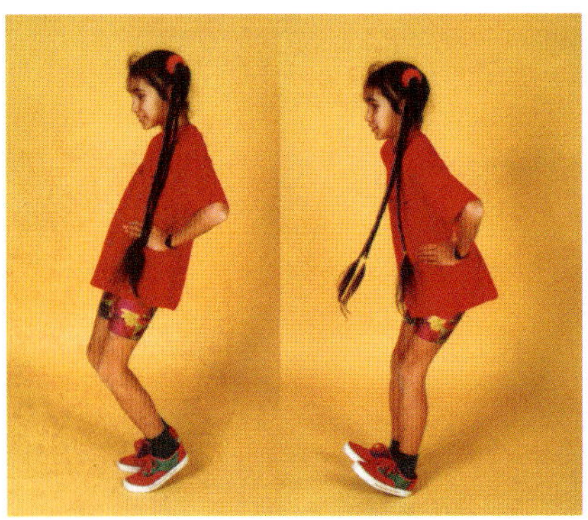

Wir gehen wieder ein bisschen in die Knie und ziehen einmal die Fersen, dann die Zehen hoch und nehmen dabei das Becken leicht mit.

Seegang

Jetzt verlagern wir das Gewicht von einem Bein auf das andere, lassen die Arme ganz locker hängen und drehen den Oberkörper etwas mit, wenn wir von einer Seite zur anderen wechseln.

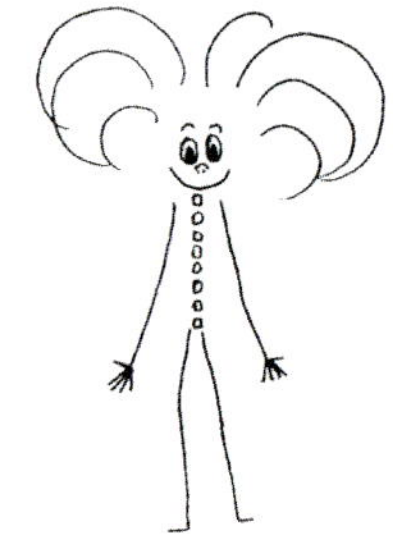

Pyramide

Wir stellen uns wieder mit leicht geöffneten Beinen hin und wechseln zwischen leicht vorgebeugtem Oberkörper und aufrechter Haltung.

Wir richten uns bis zum Kopf auf und machen uns ganz groß und stark.

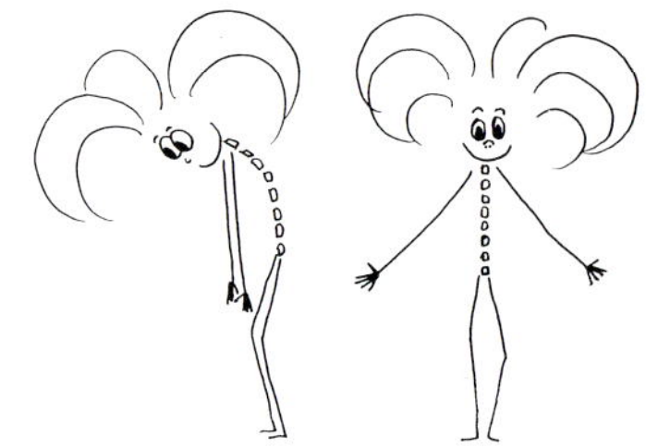

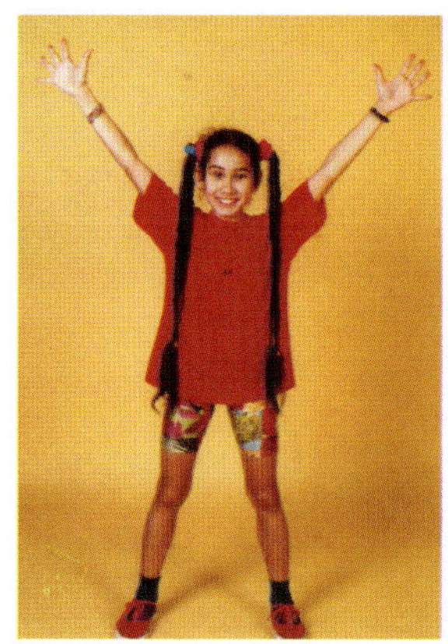

DSCHUNGELSCHWUNG

DVD/CD Nr. 8

Für das Schwingen brauchen wir genug Platz, um uns nach allen Richtungen hin bewegen zu können.

Mango

Wir nehmen die Arme hoch und schwingen ein paar Mal zurück und vor und zurück und vor. Die Arme bleiben ganz locker. Beim Durchschwingen gehen wir leicht in die Knie.

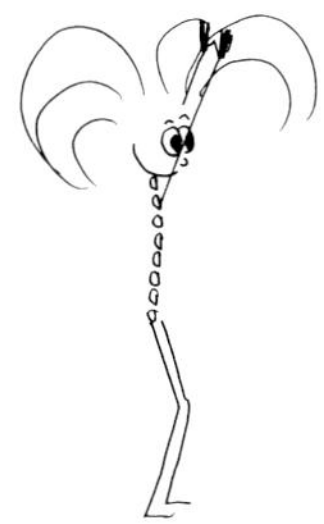

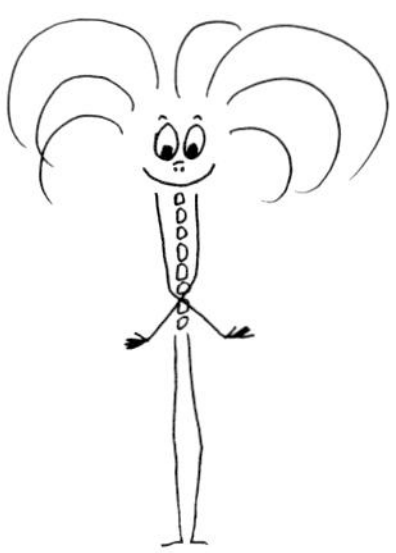

Cross

Aus dem letzten Rückschwingen nehmen wir die Arme zur Seite und schwingen sie vor dem Körper zusammen (Arme überkreuzen) und wieder auseinander, zusammen und auseinander ...

Mango + Cross wiederholen

Big Ben

Aus dem Schwingen gehen wir einen Schritt zur Seite und lassen beide Arme fliegen: Schwung und Schwung – wer hört den Big Ben läuten?

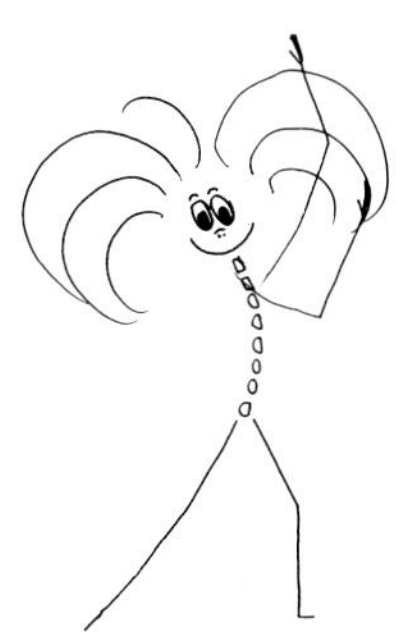

DSCHUNGELSCHWUNG

Krock

Zusätzlich heben wir jetzt einmal das rechte, einmal das linke Knie hoch und schwingen mit beiden Armen weiter.

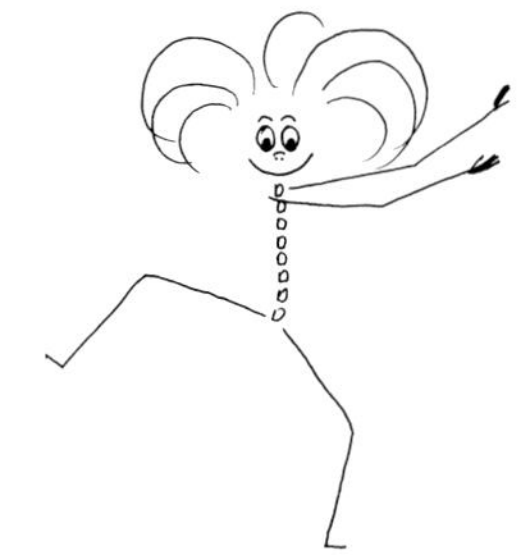

Big Ben wiederholen

Jetzt machen wir einen kleinen Schritt zur Seite, beide Arme schwingen und wir drehen auch den Kopf mit, wenn wir zur Seite schwingen.

Wisch

Dann lassen wir für eine Weile nur einen Arm schwingen, der andere liegt am Rücken. Dann wird gewechselt.

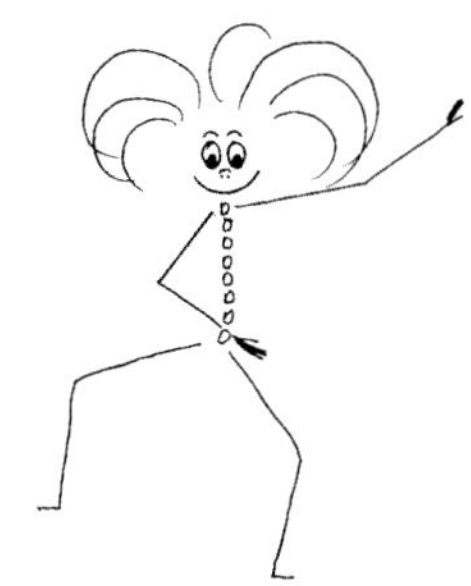

Big Ben wiederholen

Achterschwung

Zum Schluss schwingen unsere Arme in einem kräftigen Achter vor dem Körper. Wir drehen uns dabei leicht mit und nehmen unseren Schwung gleich mit in den nächsten Programmpunkt.

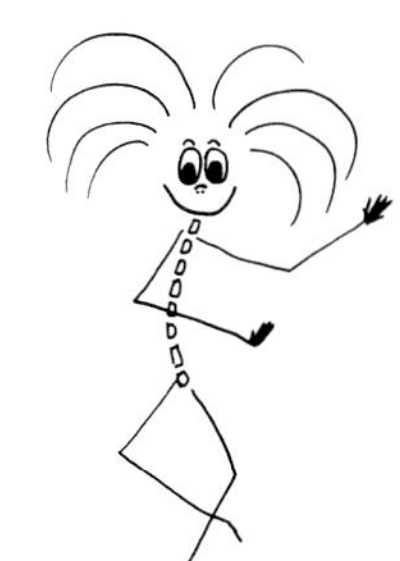

STADT-SPAZIERGANG

DVD/CD Nr. 9

Für unseren Stadt-Spaziergang stellen wir uns im Kreis auf und beginnen mit einem gemeinsamen Tanz.

Runde 1

Wir gehen 6 Schritte gegen den Uhrzeigersinn, drehen uns zur Kreismitte und machen 3 beidbeinige Hüpfer.

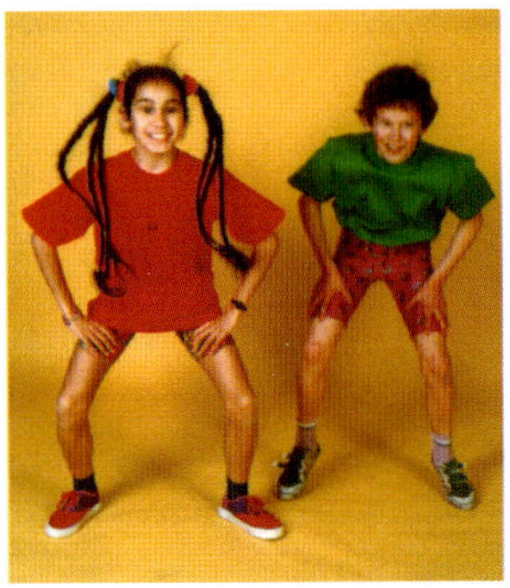

Tanz

Dann hüpfen wir abwechselnd auf dem rechten und dem linken Bein und heben dabei die Knie: und hopp – hopp – hopp – hopp und lassen auch unsere Arme mitschwingen! Zum Schluss machen wir wieder 3 beidbeinige Seitsprünge nach rechts.

Dann wiederholen wir den Tanz und treffen uns wieder beim „Stadt-Spaziergang" (= 3 beidbeinige Seitsprünge nach rechts).

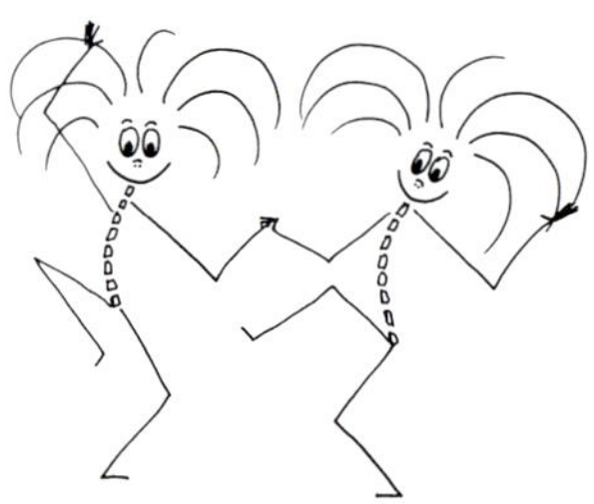

Runde 2

Wir gehen wieder 6 Schritte gegen den Uhrzeigersinn und machen 3 Hopser mit Drehung zur Kreismitte.

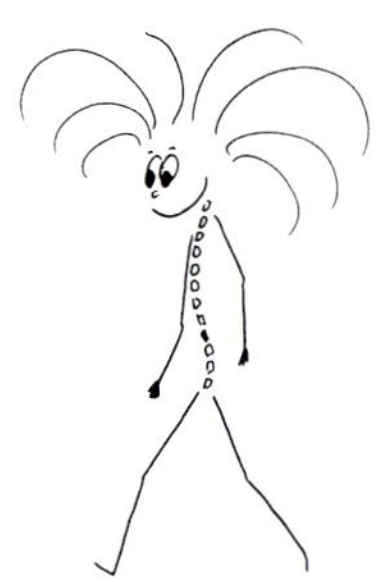

STADT-SPAZIERGANG

Museum

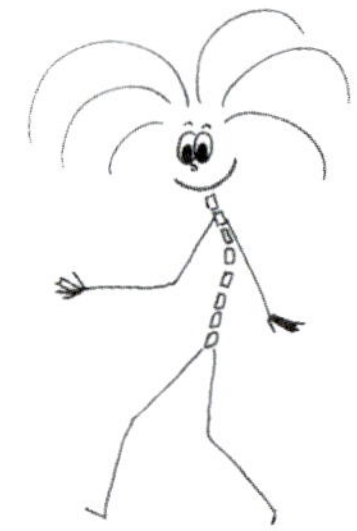

Nach dem Tanz besuchen wir ein Museum, in dem es viele interessante Dinge zu sehen gibt. Wir machen lange, tiefe Schritte und nehmen die Hände zuerst sicherheitshalber auf den Rücken. Wir schauen alles genau an und hören dem Museumsführer zu, der die Ausstellungsstücke erklärt.

Dann zeigt jeder auf etwas, das ihm besonders gut gefällt: vielleicht das dort oben ... oder dort unten ... oder das da drüben ... oder nein, lieber das dort hinten ... und auf einmal ist unser Museumsbesuch auch schon wieder zu Ende.

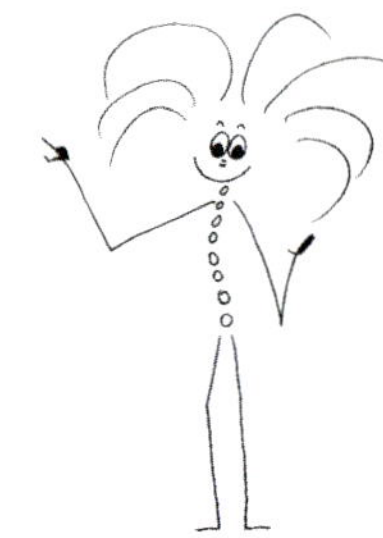

Kreuzung

Nach dem Besuch im Museum müssen wir eine Kreuzung überqueren. Zum Glück regelt ein Polizist den Verkehr – aber wie! Wir hüpfen einen Schritt vor – und wieder zurück ...

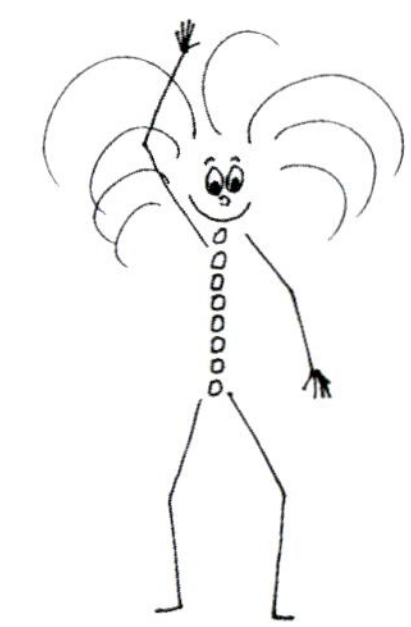

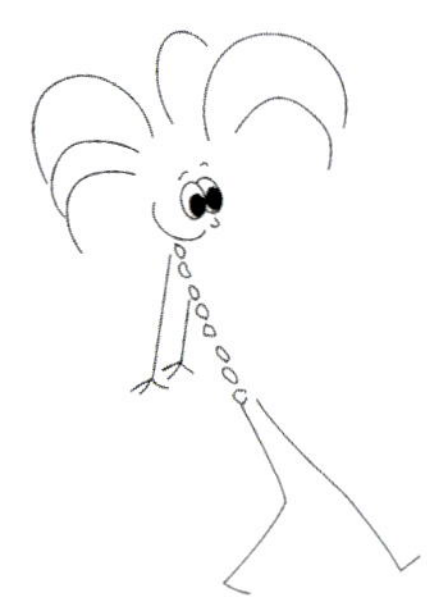

... und vor – und wieder zurück – und zur Seite und in die Mitte, nach innen und nach außen, wieder zur Seite und in die Mitte ... bis der Polizist endlich eine Pause macht!

STADT-SPAZIERGANG

Stadtpark

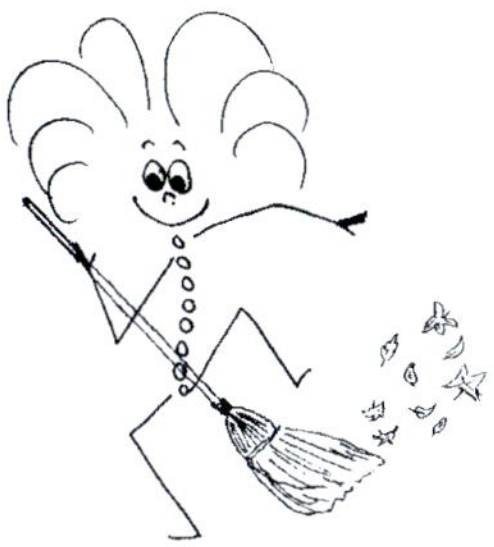

Und schon sind wir im Stadtpark, wo ein Parkwächter gerade das Laub von den Wegen kehrt. Wir helfen ihm dabei und kehren gleich mit. Wir gehen und kehren, und der kleine Hund des Parkwächters verbellt die Blätter, die wir durch die Luft wirbeln lassen.

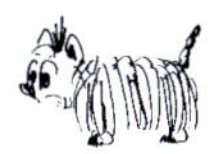

Bürgermeister

Wir gehen weiter zum Marktplatz, wo gerade eine Blasmusikkapelle spielt. Jetzt kommt der Bürgermeister. Er schreitet quer über den Platz, grüßt freundlich nach allen Seiten und ist sehr stolz auf seine schöne Stadt!

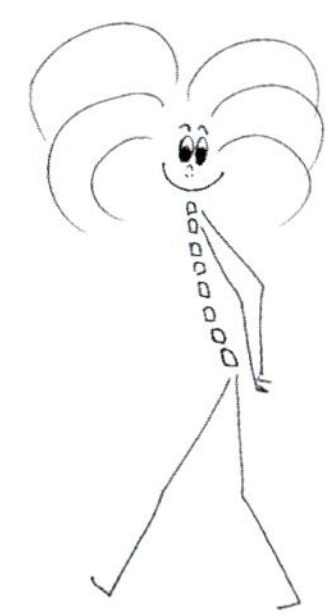

Radweg

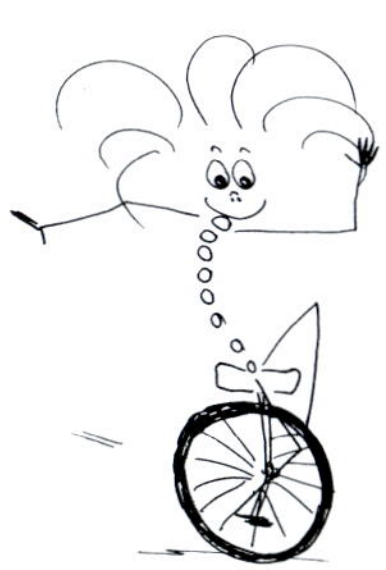

Wir setzen unseren Stadt-Spaziergang auf dem Fahrrad – natürlich auf dem Radweg! – fort und pfeifen dabei ein Liedchen. Wir fahren durch die engen Gassen, weichen den Regenpfützen aus und klingeln, was das Zeug hält. Dazu machen wir Laufschritte und ziehen die Knie hoch. Mit den Händen halten wir vor dem Körper die Lenkstange fest.

Straßenmusikant

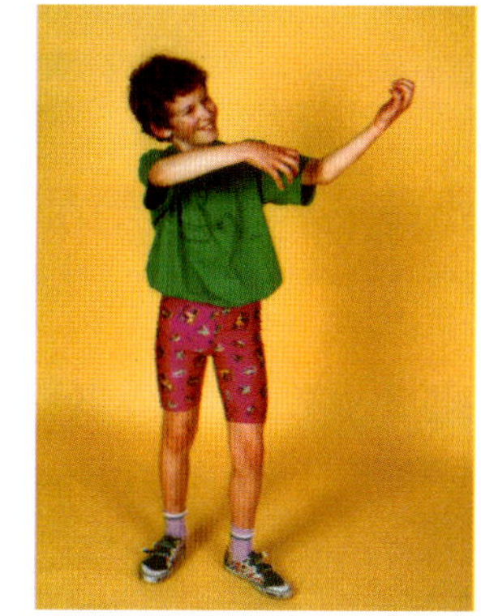

Ganz schnell sind wir in der Innenstadt und treffen auf einen einsamen Straßenmusikanten, der gerade seine Geige quält.
Wir stellen uns als Orchester dazu und spielen alle mit - und schon klingt seine Geige nicht mehr ganz so falsch!

Tanz

Wir sind damit am Ende unseres Stadt-Spaziergangs, fassen uns an den Händen und tanzen im Kreis. Wir hüpfen einmal rechts, einmal links und ziehen uns dabei in die Mitte und wieder hinaus, verabschieden uns voneinander und freuen uns schon auf den nächsten Stadt-Spaziergang.

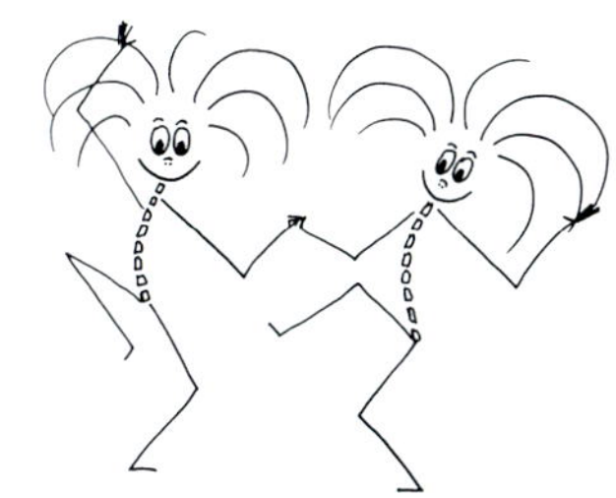

Runde 3

Wir drehen uns in Kreisrichtung, gehen 6 Schritte und machen 3 kleine Schlusssprünge.

WIRBELIX-PARADE

DVD/CD Nr. 10

Ausmarsch

Zum Schluss marschieren alle Kinder noch einmal zur WIRBELIX-Parade.

DVD/CD Nr. 11

DIE NEUN KLEINEN ÖSTERREICHER

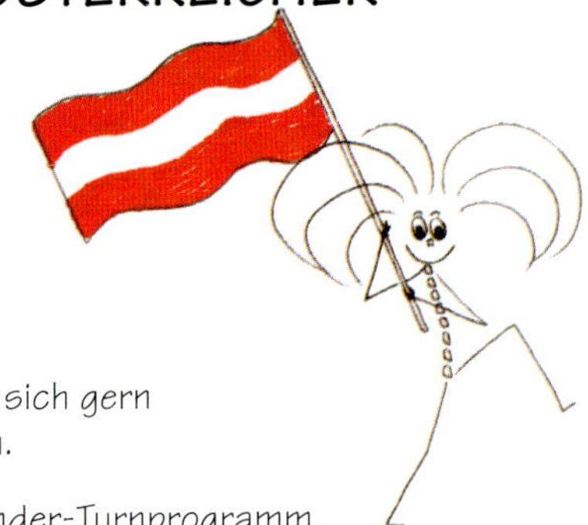

Neun kleine Österreicher
ziehen um die Welt.
Für sie hat Trainer WIRBELIX
ein Turnprogramm erstellt.

Die Kinder-Rückenschule
leitet er mit viel Elan.
Er macht Musik, bewegt sich gern
und spornt die Kinder an.

Beim KIWI-Kinder-Turnprogramm,
da machen alle mit.
Neun Übungen am Tag,
die halten uns gesund und fit!

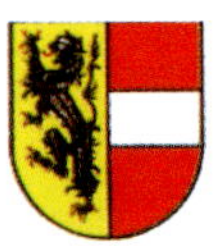

Beim Hampeltanz aus Salzburg
nimmt das Training seinen Lauf:
Mit „Alles in Bewegung!“ wärmen
wir uns erst mal auf.

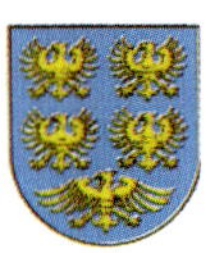

Der Sumurai kommt eins, zwei, drei,
aus Niederösterreich.
Er dehnt uns sanft und streckt uns leicht,
macht harte Muskeln weich.

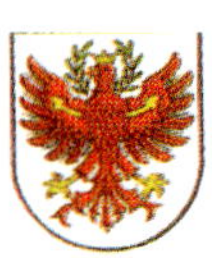

Der Seilzug aus Tirol
ist eine Übung für den Bauch:
Er kräftigt dort die Muskeln
und die Wirbelsäule auch.

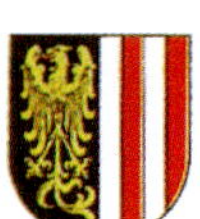

In Oberösterreich holt sich der
Frosch-up seine Kraft,
bis endlich er das Unterwasser-
Trocken-Training schafft.

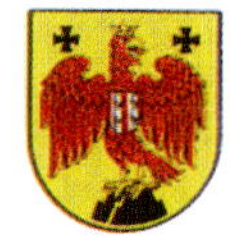

Als nächstes wird im Burgenland
der Albatros trainiert,
er schwingt sich hoch und fliegt,
bis er die Rückenmuskeln spürt.

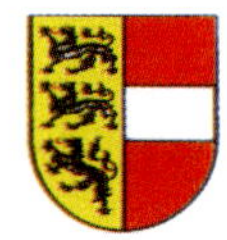

Aus Kärnten kommt das Gipfeltreffen:
Tip und Top und Flop.
Die Wirkung spürt man bald darauf
als Bauchmuskelgalopp.

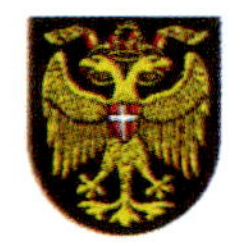

Wenn wir uns dann mit voller Länge
auseinanderziehn,
dann sind wir mit X-Large auch gleich
im Praterstern von Wien.

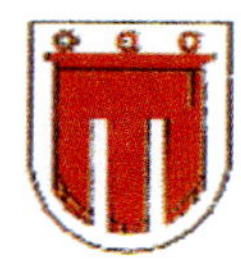

Im Boots-Mobil sich wiegen
wie ein Segelschiff im Wind,
das lernt man in Vorarlberg
am Bodensee geschwind.

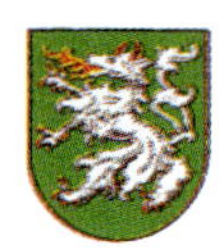

Der Standpunkt aus der Steiermark
hält uns im rechten Lot.
Im Gleichgewicht und aufrecht
hat das Rückgrat keine Not.

Zum Schluss zeigt Trainer WIRBELIX
den Österreicher-Schwung,
denn Tanz, Musik und Fröhlichkeit
hält alle Menschen jung!

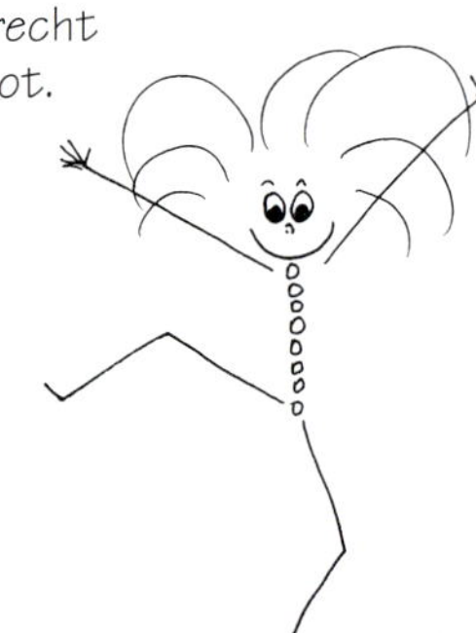

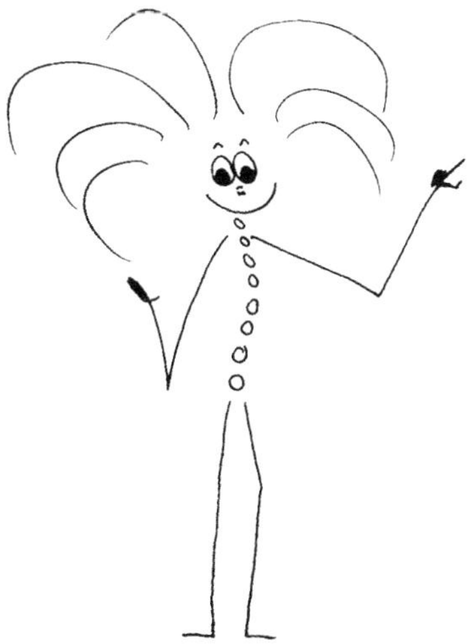

Die KIWI-Musikprotokolle

WIRBELIX-PARADE

Schwerpunkt: Rhythmus, Diagonalkoordination

DVD/CD Nr. 2

Bewegungsübung	Bewegungsbeschreibung	Musikprotokoll
Marschieren 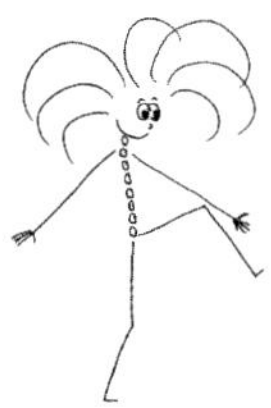	Rhythmische Marschschritte mit betonter diagonaler Armführung: rechts (re), links (li), rechts, links ... Bewegungsausführung: In einer Reihe hintereinander, in Zweierreihen, im Kreis, in Schlangenlinien durch den ganzen Raum usw. **Variante 1:** Mit abwechselnden Armbewegungen, z.B. Einarmwinken, Beidarmwinken, hintereinander Strecken-Beugen der Arme nach oben und zur Seite, dann wieder diagonale Arm-Beinführung. **Variante 2:** Abwechselnd 4 Schritte am Platz – 4 Schritte nach vorn – 4 Schritte am Platz + Richtungswechsel – 4 Schritte nach vorn. **Variante 3:** Nach 4 oder 8 Schritten Richtungswechsel mit direkter Drehung. **Variante 4:** Am Platz abwechselnd re/li Bein + diagonalen Arm vorstrecken. Passgang vermeiden!	**8x** re | li | re | li | re | li | re | li

SCHULBUS

Schwerpunkt: Aufwärmen, Rhythmus, Koordination, Dynamik

DVD/CD Nr. 3

<table>
<tr><th>Bewegungsübung</th><th>Bewegungsbeschreibung</th><th>Musikprotokoll</th></tr>
<tr><td>Laufen am Ort
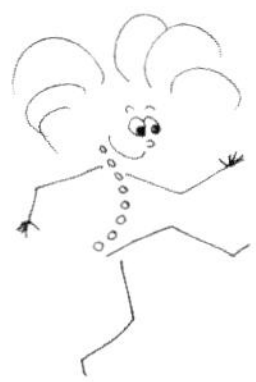</td><td>4x8 Laufschritte am Ort.</td><td>4x<table><tr><td>re</td><td>li</td><td>re</td><td>li</td><td>re</td><td>li</td><td>re</td><td>li</td></tr></table></td></tr>
<tr><td>Laufen vor – rück
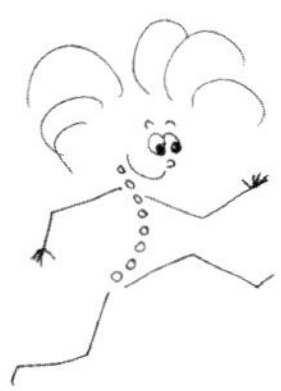</td><td>4 Laufschritte vorwärts,
4 Laufschritte rückwärts.</td><td>6x<table><tr><td>re-v</td><td>li-v</td><td>re-v</td><td>li-v</td><td>re-r</td><td>li-r</td><td>re-r</td><td>li-r</td></tr></table></td></tr>
<tr><td>Hampelkick vor + Klingeln + Laufen
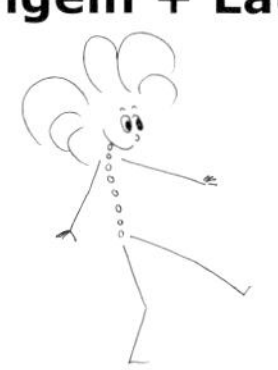</td><td>Abwechselnd re/li Bein 4x vorkicken (Kick), in die Hocke gehen (Schrittstellung) und mit den Händen über dem Boden „klingeln" ⬇; schnell aufrichten, mit den Händen über dem Kopf „klingeln" ⬆ und 4 Laufschritte am Ort. Wiederholen.

Weiterlaufen am Ort, die Knie etwas höher nehmen.</td><td>2x<table><tr><td>re</td><td>Kick li</td><td>li</td><td>Kick re</td><td>re</td><td>Kick li</td><td>li</td><td>Kick re</td></tr><tr><td>Kli</td><td>⬇</td><td>Kli</td><td>⬆</td><td>re</td><td>li</td><td>re</td><td>li</td></tr></table>2x<table><tr><td>re</td><td>li</td><td>re</td><td>li</td><td>re</td><td>li</td><td>re</td><td>li</td></tr></table></td></tr>
<tr><td>Hampelkick zur Seite + Klingeln + Laufen
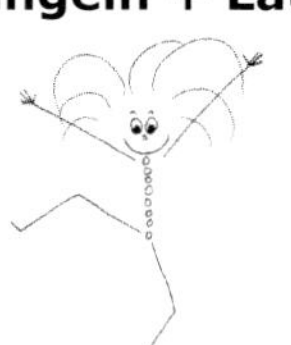</td><td>Hampelkick zur Seite, „Klingeln" unten ⬇ – „Klingeln" oben ⬆ und 4 Laufschritte am Ort. Wiederholen.</td><td>2x<table><tr><td>re</td><td>Kick li</td><td>li</td><td>Kick re</td><td>re</td><td>Kick li</td><td>li</td><td>Kick re</td></tr><tr><td>Kli</td><td>⬇</td><td>Kli</td><td>⬆</td><td>re</td><td>li</td><td>re</td><td>li</td></tr></table></td></tr>
</table>

SCHULBUS

<table>
<tr><th>Bewegungsübung</th><th>Bewegungsbeschreibung</th><th colspan="2">Musikprotokoll</th></tr>
<tr><td>„Lehrer"
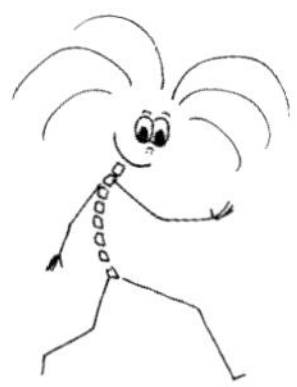</td><td>8 schwere Lehrerschritte mit krummem Rücken und gebeugten Knien, 6 Lehrerschritte + ein paar Zappelschritte.</td><td>1x</td><td><table><tr><td>re</td><td>li</td><td>re</td><td>li</td><td>re</td><td>li</td><td>re</td><td>li</td></tr><tr><td>re</td><td>li</td><td>re</td><td>li</td><td>re</td><td>li</td><td>Zapp</td><td>Zapp</td></tr></table></td></tr>
<tr><td>Laufen am Ort
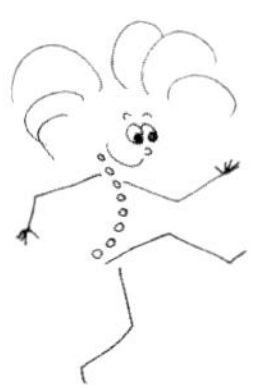</td><td>Laufen am Ort mit betonter Armbewegung und hohen Knien.</td><td>4x</td><td><table><tr><td>re</td><td>li</td><td>re</td><td>li</td><td>re</td><td>li</td><td>re</td><td>li</td></tr></table></td></tr>
<tr><td>Hampelmann + Klingeln + Laufen
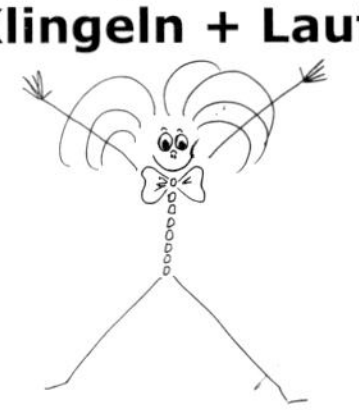</td><td>Aus dem Stand mit geschlossen Beinen in die Grätsche springen (Seite), dabei die Arme seitlich bis über Schulterhöhe anheben. Ohne Unterbrechung wieder zurück in die Ausgangsstellung (Mitte) und den nächsten Sprung anschließen. Beine + Arme auseinander/zusammen – „Klingeln" unten + oben + 4 Laufschritte am Ort.</td><td>2x</td><td><table><tr><td>Seite</td><td>Mitte</td><td>Seite</td><td>Mitte</td><td>Seite</td><td>Mitte</td><td>Seite</td><td>Mitte</td></tr><tr><td>Kli</td><td>⬇</td><td>Kli</td><td>⬆</td><td>re</td><td>li</td><td>re</td><td>li</td></tr></table></td></tr>
<tr><td>Laufen + Klatschen
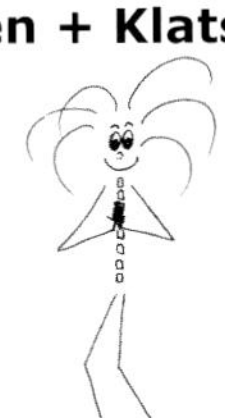</td><td>Laufen am Ort, dabei klatschen (Kla).</td><td>4x</td><td><table><tr><td>re</td><td>li</td><td>re</td><td>li</td><td>re</td><td>li</td><td>re</td><td>li</td></tr><tr><td>1 Kla</td><td>1 Kla</td><td colspan="2">3 Kla</td><td colspan="2">4 Kla</td><td colspan="2">2 Kla</td></tr></table></td></tr>
</table>

SCHULBUS

Bewegungsübung	Bewegungsbeschreibung	Musikprotokoll
Hampelkick zur Seite + Klingeln + Laufen 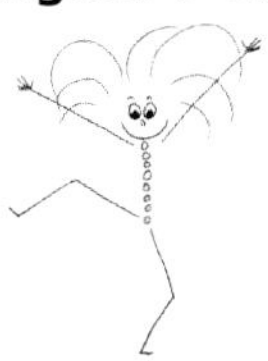	Hampelkick zur Seite, „Klingeln" unten – „Klingeln" oben und 4 Laufschritte am Ort. Wiederholen.	**2x** re – Kick li – li – Kick re – re – Kick li – li – Kick re Kli – ⬇ – Kli – ⬆ – re – li – re – li
Hampeltanz 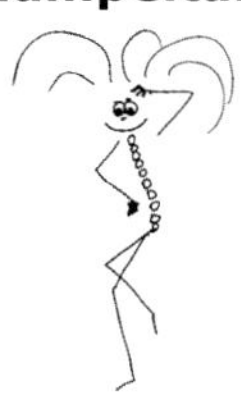	Laufen am Ort, li Hand auf dem Kopf, re Arm in die Hüfte gestützt, Drehung nach re. Laufen am Ort, re Hand auf dem Kopf, li Arm in die li Hüfte gestützt, Drehung nach li.	**4x** re – li – re – li – re – li – re – li
Laufen am Ort 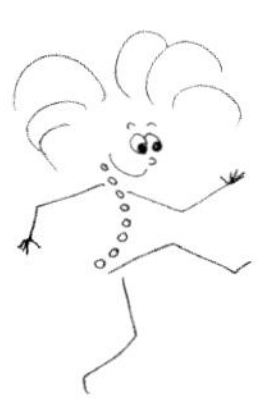	4 Laufschritte am Ort.	**1x** re – li – re – li
Endstation 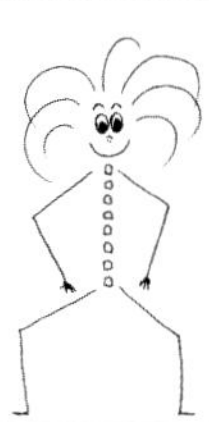	Aus dem Laufen Sprung in die Grätsche – zusammen – Grätsche, Hände auf den Oberschenkeln abstützen.	**1x** Grätsche – Mitte – Grätsche

SUMURAI

Schwerpunkt: Dehnen, Haltung, Gleichgewicht

DVD/CD Nr. 4

<table>
<tr><th>Bewegungsübung</th><th>Bewegungsbeschreibung</th><th>Musikprotokoll</th></tr>
<tr><td>Einzug des Drachen
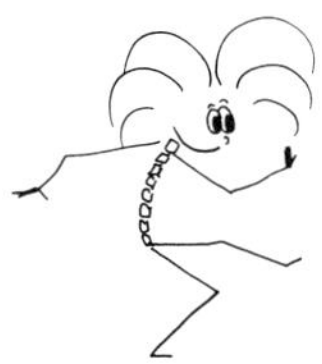</td><td>4 tiefe Schritte mit gebeugten Knien und leicht vorgeneigtem Oberkörper, die Arme gegengleich vorstrecken und Balance halten.</td><td><table><tr><td>2x</td><td>re</td><td>–</td><td>–</td><td>–</td><td>li</td><td>–</td><td>–</td><td>–</td></tr></table></td></tr>
<tr><td>Sumurai + Regenbogen
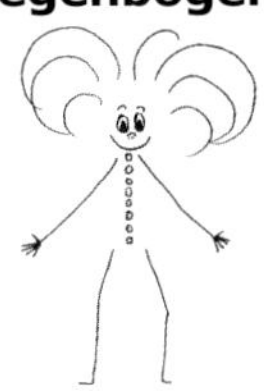</td><td>Grätschstellung, gestreckte Arme leicht angehoben, Handflächen zeigen nach vorn. Die Knie leicht gebeugt, das Becken zurückgekippt. Arme seitlich anheben und langsam bis auf Schulterhöhe führen (⬆), Arme wieder langsam senken (⬇).</td><td><table><tr><td>1x</td><td>Arme
⬆</td><td>⬆</td><td>⬆</td><td>⬆</td><td>Arme
⬇</td><td>⬇</td><td>⬇</td><td>⬇</td></tr></table></td></tr>
<tr><td>Eidechse
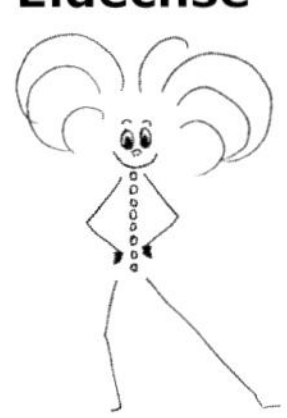</td><td>In der Grätschstellung Hände in die Hüften stützen, Gewicht nach re verlagern (➡), das re Knie leicht beugen und den Oberkörper über das re Bein zur Seite schieben und wieder zur Mitte, dasselbe nach li zur Seite (⬅) und wieder zur Mitte. Wiederholen.</td><td><table><tr><td>2x</td><td>re</td><td>➡</td><td></td><td>Mitte</td><td>li</td><td>⬅</td><td></td><td>Mitte</td></tr></table></td></tr>
<tr><td>Tiger
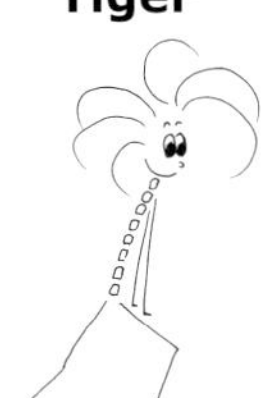</td><td>Drehung nach re in die Schrittstellung, das vordere re Knie beugen, Hände auf dem Oberschenkel abstützen und Oberkörper leicht vorbeugen, Knie wieder strecken. Wiederholen. Oberkörper aufrichten, Arme auseinander. Drehung nach li und beugen und strecken des li Beines.
Endstellung: Mitte, Arme in Seithalte.</td><td><table><tr><td>2x</td><td>re</td><td>beug</td><td>beug</td><td>beug</td><td>streck</td><td>streck</td><td>streck</td><td>streck</td></tr><tr><td>2x</td><td>li</td><td>beug</td><td>beug</td><td>beug</td><td>streck</td><td>streck</td><td>streck</td><td>streck</td></tr></table></td></tr>
</table>

SUMURAI

<table>
<tr><th>Bewegungsübung</th><th>Bewegungsbeschreibung</th><th>Musikprotokoll</th></tr>
<tr><td>Wand
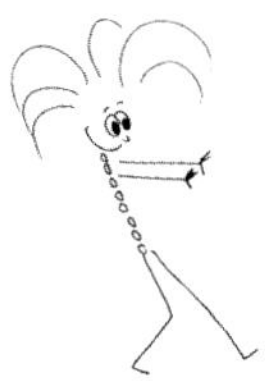</td><td>Grätschstellung, Arme gebeugt vor dem Körper, Handflächen zeigen nach vorn. Oberkörper nach re drehen, Gewicht auf das li Bein verlagern, Arme nach vorn schieben = Oberkörper wegdrücken. Zurück zur Mitte, dasselbe zur anderen Seite.
☛ stabiler Oberkörper!</td><td>1x dreh | re | Arme | drück | Arme | zurück | dreh | Mitte
1x dreh | li | Arme | drück | Arme | zurück | dreh | Mitte</td></tr>
<tr><td>Waage
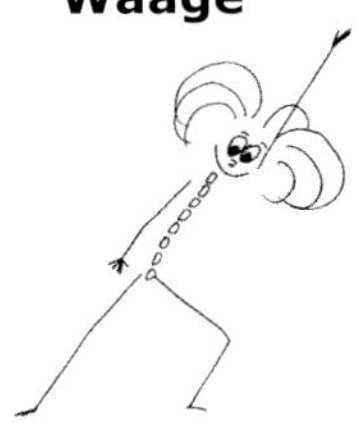</td><td>Gewicht nach re verlagern, re Knie beugen, re Arm seitlich hochstrecken und ziehen. Über die Mittelstellung Gewicht nach li verlagern, li Arm hochstrecken und ziehen.
☛ Arm und jeweils gegenseitiges Bein sind eine Linie = nicht in der Hüfte einknicken!</td><td>4x re Arm | ⬆ | zieh | ⬇ | li Arm | ⬆ | zieh | ⬇</td></tr>
<tr><td>Tau
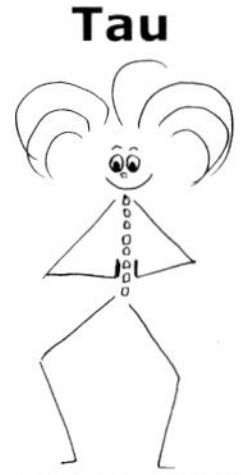</td><td>Grätschstellung, die Knie leicht beugen, Hände vor der Brust zusammendrücken. Beine strecken, Hände verschränken und die Unterarme auseinanderziehen.
☛ Oberkörper bleibt aufrecht, kein Hohlkreuz!</td><td>2x Hände | drück | Knie | beug | Hände | zieh | Knie | streck</td></tr>
<tr><td>Schwert + Sumurai
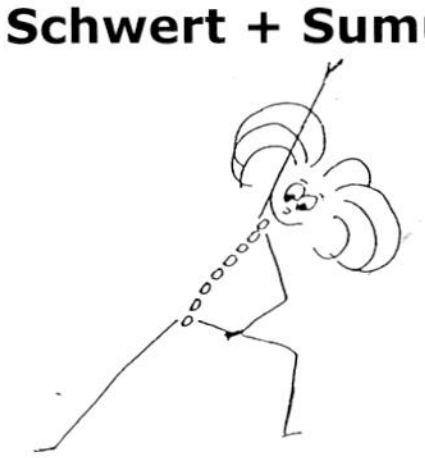</td><td>Gewicht nach re verlagern, re Knie beugen, re Unterarm auf dem re Oberschenkel abstützen, li Arm hochstrecken, hochziehen, ohne in der Hüfte abzuknicken. Li Arm senken und zur Mittelstellung zurückkommen. Nach li wiederholen.
Zum Schluss Sumurai-Grundstellung.
☛ Gestreckter Arm und gestrecktes Bein sind eine Linie = nicht in der Hüfte einknicken!</td><td>1x re Knie | stütz | li Arm | ⬆ | ⬆ | ⬇ | ⬇ | Mitte
1x li Knie | stütz | re Arm | ⬆ | ⬆ | ⬇ | ⬇ | Mitte
1x steh | steh | steh | steh</td></tr>
</table>

KRAFT-O-MAT

Schwerpunkt: Kraft, Kraftausdauer, Muskelaufbau

DVD/CD Nr. 5

Bewegungsübung	Bewegungsbeschreibung	Musikprotokoll								
Seilzug 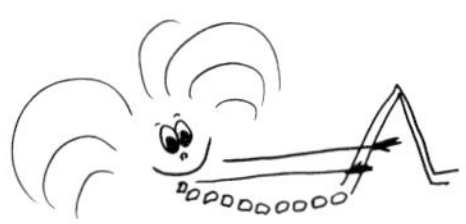	Sitz auf einer Turnmatte, Knie aufgestellt und schulterbreit auseinander, Becken zurückgekippt. Mit den Händen ein imaginäres Seil ergreifen, sich daran hochziehen und wieder zurück hinunterschieben. Das Seil ist zuerst zwischen den Beinen (Mi), dann auf der li Seite – der Oberkörper wird leicht nach li gedreht – dann auf der re Seite – Oberkörper leicht nach re drehen.	**2x**	Seil Mi	zieh	schieb	schieb	Seil Mi	zieh	schieb	schieb
		2x	Seil li	zieh	schieb	schieb	Seil li	zieh	schieb	schieb
		2x	Seil re	zieh	schieb	schieb	Seil re	zieh	schieb	schieb
		2x	Seil Mi	zieh	schieb	schieb	Seil Mi	zieh	schieb	schieb
Frosch-up 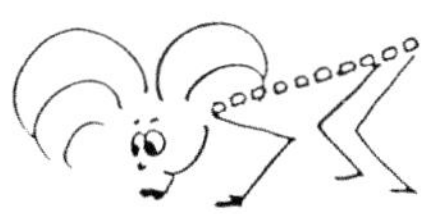	Aus der Frosch-Hocke (Arme und Beine unter dem Körper in breiter Stellung und leicht gebeugt aufgestützt, die Fersen sind etwas vom Boden abgehoben, die Fingerspitzen ein wenig einwärts gedreht) abwechselnd Hochdrücken des Körpers = Frosch-up und Absenken = in die Frosch-Hocke gehen. Bewegt werden nur Ellbogengelenke und Knie, der Rücken bleibt stabil.	**4x**	hoch	–	tief	–	hoch	–	tief	–
		4x	hoch	tief	hoch	tief	hoch	tief	hoch	tief
Gipfeltreffen 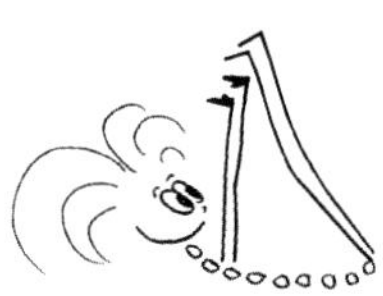	Rückenlage, Arme und Beine gebeugt und zum Körper gezogen. Arme und Beine gleichzeitig nach oben strecken, bis sich Finger (tip) und Zehen (top) treffen. Dann Arme und Beine wieder locker in die Ausgangsposition herunterfallen lassen (flop).	**8x**	tip	top	flop	Pause	tip	top	flop	Pause
Flachkraulen 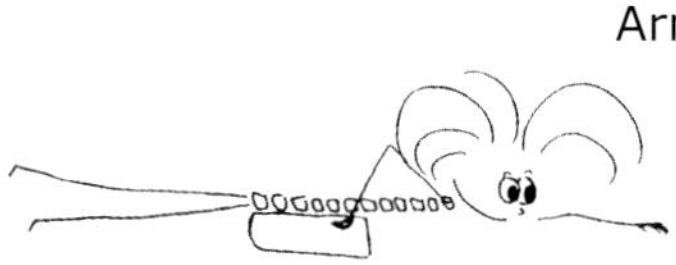	Liegen in Bauchlage (am besten auf einem harten Polster unter dem Bauch), Beine überkreuzen, Gesäß anspannen und abwechselnd mit dem re/li Arm vorwärts kraulen. Gesäß anspannen = Lendenwirbelsäule stabilisieren = kein Hohlkreuz! Kopf bleibt „unter Wasser" = gerade Halswirbelsäule.	**8x**	re	kraul	li	kraul	re	kraul	li	kraul

KRAFT-O-MAT

<table>
<tr><th>Bewegungsübung</th><th>Bewegungsbeschreibung</th><th colspan="2">Musikprotokoll</th></tr>
<tr>
<td>Pony
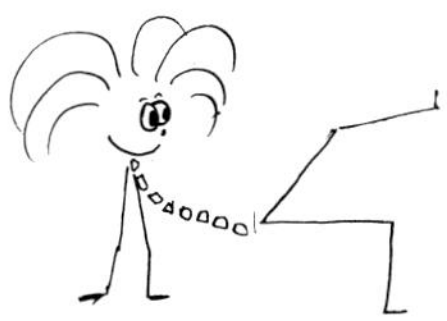</td>
<td>Sitz mit aufgestellten Knien, Arme hinter dem Körper aufstützen. Gesäß abheben und dabei abwechselnd das re bzw. li Bein vorkicken. Danach doppeltes Tempo.
☛ Gebremstes Gesäß-Absetzen!</td>
<td>4x

4x</td>
<td><table>
<tr><td>Po ⬆</td><td>re kick</td><td>runter</td><td>–</td><td>Po ⬆</td><td>li kick</td><td>runter</td><td>–</td></tr>
</table>
<table>
<tr><td>Po ⬆</td><td>re kick ⬇</td><td>Po ⬆</td><td>li kick ⬇</td><td>Po ⬆</td><td>re kick ⬇</td><td>Po ⬆</td><td>li kick ⬇</td></tr>
</table></td>
</tr>
<tr>
<td>X-Large
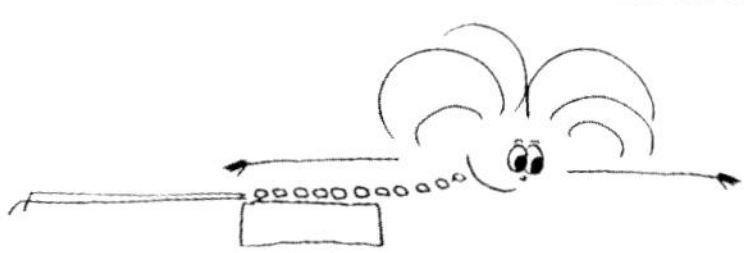</td>
<td>Bauchlage (evtl. Polster unter dem Bauch = Vermeiden der Hohlkreuzstellung). Anspannen der Gesäßmuskeln, re Arm vorziehen und gleichzeitig li Bein in Richtung Ferse ziehen, beide Extremitäten ein wenig abheben und den Körper in die Länge ziehen. Kopf abwechselnd nach re/li mitdrehen (jeweils vom vorgestreckten Arm wegschauen).
☛ Gesäßmuskelspannung halten!</td>
<td>8x</td>
<td><table>
<tr><td>re zieh</td><td>zieh</td><td>zieh</td><td>zieh</td><td>li zieh</td><td>zieh</td><td>zieh</td><td>zieh</td></tr>
</table></td>
</tr>
<tr>
<td>Albatros
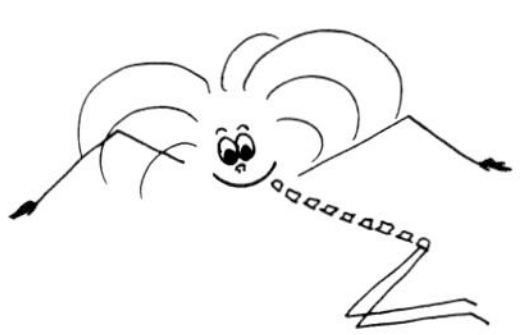</td>
<td>Aus dem Kniesitz das Gesäß etwas abheben und den Oberkörper etwas vorneigen. Die Arme auseinander nehmen und weite Flügelschläge zur Seite ausführen. Zuerst langsam, dann schnell. Oberkörper abwechselnd nach re/li drehen und weiter fliegen, ohne ins Hohlkreuz auszuweichen.
☛ Gerader Rücken, kein Hohlkreuz!
Gerade Halswirbelsäule!</td>
<td>2x

1x

2x

1x</td>
<td><table>
<tr><td>hoch</td><td></td><td>tief</td><td></td><td>hoch</td><td></td><td>tief</td><td></td></tr>
</table>
<table>
<tr><td>hoch</td><td>re</td><td>tief</td><td></td><td>hoch</td><td>Mi</td><td>tief</td><td></td></tr>
<tr><td>hoch</td><td>li</td><td>tief</td><td></td><td>hoch</td><td>Mi</td><td>tief</td><td></td></tr>
</table>
<table>
<tr><td>hoch</td><td>tief</td><td>hoch</td><td>tief</td><td>hoch</td><td>tief</td><td>hoch</td><td>tief</td></tr>
</table>
<table>
<tr><td>re seit</td><td>tief</td><td>hoch</td><td>tief</td><td>hoch</td><td>tief</td><td>hoch</td><td>tief</td></tr>
<tr><td>li seit</td><td>tief</td><td>hoch</td><td>tief</td><td>hoch</td><td>tief</td><td>hoch</td><td>tief</td></tr>
</table></td>
</tr>
</table>

BOOTS-MOBIL

Schwerpunkt: Beweglichkeit der Wirbelsäule

DVD/CD Nr. 6

Bewegungsübung	Bewegungsbeschreibung	Musikprotokoll								
Welle 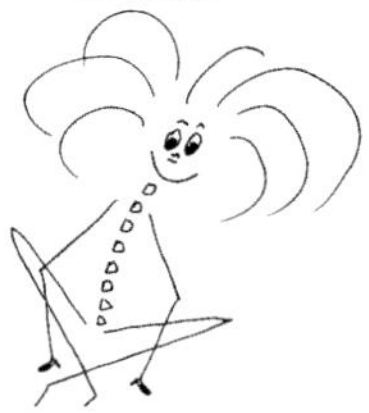	Unser Boot schaukelt im 3/4 Takt! Sitz mit überkreuzten Beinen, Knie gebeugt. Hände liegen auf den Knien. Abwechselnd die re/li Gesäßhälfte etwas hochziehen und dabei das Gewicht auf die andere Seite verlagern. Die Wirbelsäule biegt sich bei jeder „Welle" leicht zur Seite mit.	**1x**	1 2 3 re ↑	1 2 3 Mitte	1 2 3 li ↑	1 2 3 Mitte	1 2 3 re ↑	1 2 3 Mitte	1 2 3 li ↑	1 2 3 Mitte
Mast 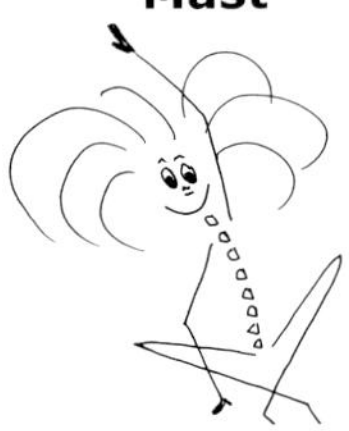	Aus demselben Sitz bei jeder „Welle" den gleichseitigen Arm hochstrecken und leicht nach oben ziehen.	**1x**	1 2 3 re Arm hoch	1 2 3 ↓	1 2 3 li Arm hoch	1 2 3 ↓	1 2 3 re Arm hoch	1 2 3 ↓	1 2 3 li Arm hoch	1 2 3 ↓
Woge 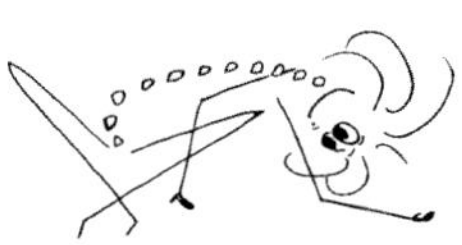	Abwechselnd den li/re Arm über das jeweils gegenüberliegende Knie führen und Oberkörper und Kopf dabei auch über das Knie neigen.	**1x**	1 2 3 li Arm über re Knie	1 2 3 Mitte	1 2 3 re Arm über li Knie	1 2 3 Mitte	1 2 3 li Arm über re Knie	1 2 3 Mitte	1 2 3 re Arm über li Knie	1 2 3 Mitte
Segel 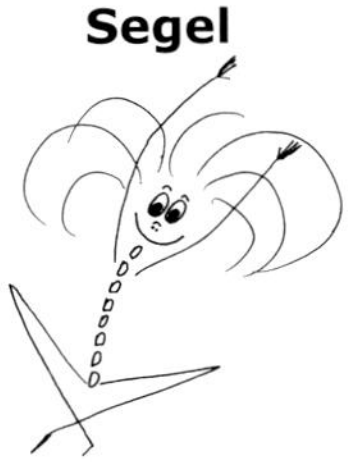	Beide Arme hochnehmen und mit der „Welle" hin- und herbewegen.	**1x**	1 2 3 Arme →	1 2 3 Arme ←	1 2 3 Arme →	1 2 3 Arme ←	1 2 3 Arme →	1 2 3 Arme ←	1 2 3 Arme →	1 2 3 Mitte

BOOTS-MOBIL

<table>
<tr><th>Bewegungsübung</th><th>Bewegungsbeschreibung</th><th>Musikprotokoll</th></tr>
<tr><td>Düne
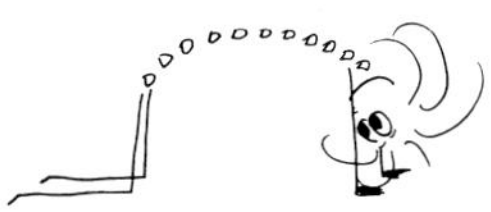</td><td>Bankstellung, Knie leicht geöffnet. Arme schulterbreit auseinander. Wechsel zwischen rundem Rücken + Kopf hängen lassen und geradem Rücken = Kopf neutral.
Keine betonte Hohlkreuzposition!</td><td><table><tr><td></td><td>1 2 3</td><td>1 2 3</td><td>1 2 3</td><td>1 2 3</td><td>1 2 3</td><td>1 2 3</td><td>1 2 3</td><td>1 2 3</td></tr><tr><td>2x</td><td>Düne</td><td>Düne</td><td>flach</td><td>flach</td><td>Düne</td><td>Düne</td><td>flach</td><td>flach</td></tr></table></td></tr>
<tr><td>Woge (im Knien)
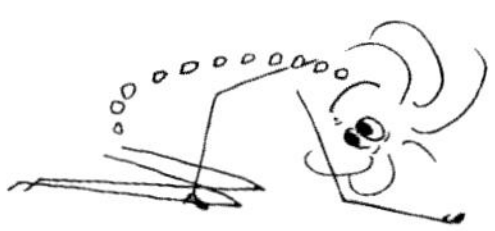</td><td>Abwechselnd den re/li Arm über das jeweils gegenüberliegende Knie führen und den Oberkörper und den Kopf dabei über das Knie neigen.</td><td><table><tr><td></td><td>1 2 3</td><td>1 2 3</td><td>1 2 3</td><td>1 2 3</td><td>1 2 3</td><td>1 2 3</td><td>1 2 3</td><td>1 2 3</td></tr><tr><td>1x</td><td>li Arm über re Knie</td><td>Mitte</td><td>re Arm über li Knie</td><td>Mitte</td><td>li Arm über re Knie</td><td>Mitte</td><td>re Arm über li Knie</td><td>Mitte</td></tr></table></td></tr>
<tr><td>Segel (im Knien)
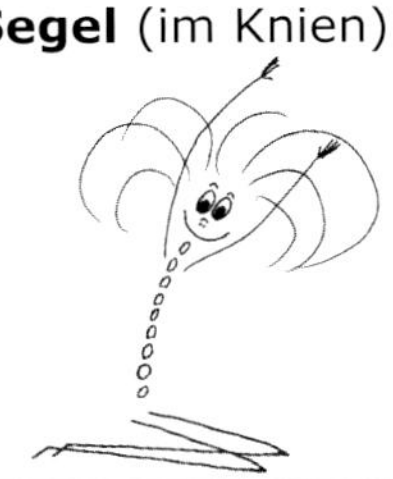</td><td>Im Kniesitz beide Arme hochnehmen und mit der „Welle” hin- und herbewegen.</td><td><table><tr><td></td><td>1 2 3</td><td>1 2 3</td><td>1 2 3</td><td>1 2 3</td><td>1 2 3</td><td>1 2 3</td><td>1 2 3</td><td>1 2 3</td></tr><tr><td>1x</td><td>Arme →</td><td>Arme ←</td><td>Arme →</td><td>Arme ←</td><td>Arme →</td><td>Arme ←</td><td>Arme →</td><td>Mitte</td></tr></table></td></tr>
<tr><td>Hafen
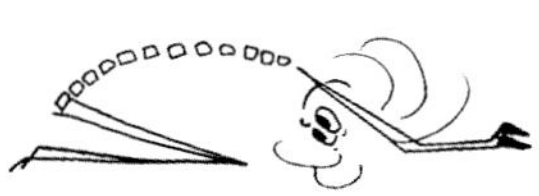</td><td>Aus der Bankstellung rücksetzen auf die Fersen, Oberkörper auf die Oberschenkel legen, Kopf vor dem Körper auf oder zwischen die Arme legen – Ruheposition.</td><td><table><tr><td></td><td>1 2 3</td><td>1 2 3</td><td>1 2 3</td><td>1 2 3</td><td>1 2 3</td><td>1 2 3</td><td>1 2 3</td><td>1 2 3</td></tr><tr><td>1x</td><td>Ruhe</td><td>Ruhe</td><td>Ruhe</td><td>Ruhe</td><td>Ruhe</td><td>Ruhe</td><td>Ruhe</td><td>Ruhe</td></tr></table></td></tr>
</table>

STANDPUNKT

Schwerpunkt: Haltung, Fußgymnastik

DVD/CD Nr. 7

<table>
<tr><th>Bewegungsübung</th><th>Bewegungsbeschreibung</th><th colspan="2">Musikprotokoll</th></tr>
<tr><td>Fußnoten
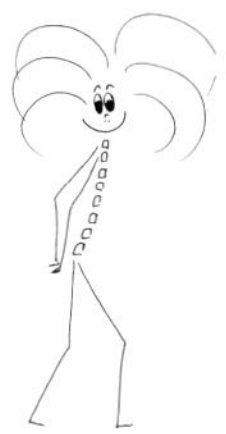</td><td>Aufrechtes Stehen, Hände in die Hüften gestützt. Mit leicht gebeugten Knien abwechselnd den re/li Fuß mit der Ferse aufsetzen und über die ganze Fußsohle abrollen. Die Beine sind leicht nach außen gedreht, der Oberkörper dreht etwas mit.</td><td>4x</td><td><table><tr><td>re</td><td>roll</td><td>li</td><td>roll</td><td>re</td><td>roll</td><td>li</td><td>roll</td></tr></table></td></tr>
<tr><td>Schrittuhr
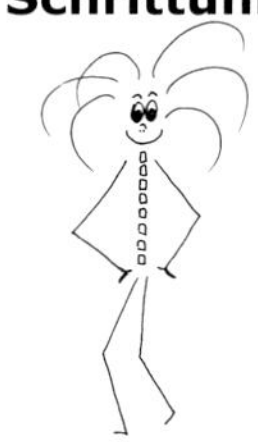</td><td>In der Ausgangsstellung stehen beide Füße parallel. Jeweils ein Schritt in eine Himmelsrichtung mit Gewichtsverlagerung: Der unbelastete Fuß wird leicht angehoben und wieder abgesetzt. Dann wird der andere Fuß wieder in der Mitte dazugestellt (Nord=nach vorn).</td><td>1x</td><td><table><tr><td>re</td><td>Nord</td><td>li</td><td>Mitte</td><td>li</td><td>Süd</td><td>re</td><td>Mitte</td></tr><tr><td>re</td><td>Ost</td><td>li</td><td>Mitte</td><td>li</td><td>West</td><td>re</td><td>Mitte</td></tr><tr><td>li</td><td>Nord</td><td>re</td><td>Mitte</td><td>re</td><td>Süd</td><td>li</td><td>Mitte</td></tr><tr><td>li</td><td>West</td><td>re</td><td>Mitte</td><td>re</td><td>Ost</td><td>li</td><td>Mitte</td></tr></table></td></tr>
<tr><td>Fußwiege
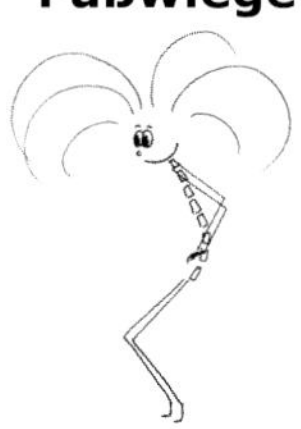</td><td>Beine leicht gebeugt, Hände in die Hüften gestützt, Füße parallel, Zehen zeigen nach vorn. Zwischen den Fersen und Zehen hin- und herwiegen.</td><td>4x</td><td><table><tr><td>Ferse ↑</td><td>↑</td><td>Zehen ↑</td><td>↑</td><td>Ferse ↑</td><td>↑</td><td>Zehen ↑</td><td>↓</td></tr></table></td></tr>
<tr><td>Seegang
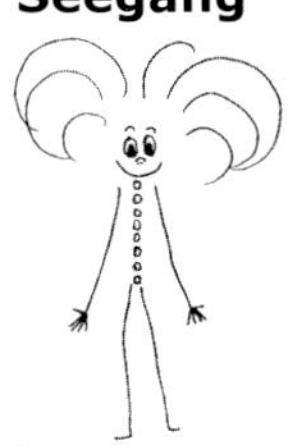</td><td>Stand in leichter Grätschstellung, die Arme seitlich hängen lassen. Das Gewicht abwechselnd nach re/li zur Seite verlagern, den Körper um die Längsachse leicht mitdrehen und die Arme mitschwingen lassen.</td><td>4x</td><td><table><tr><td>re</td><td>Mitte</td><td>li</td><td>Mitte</td><td>re</td><td>Mitte</td><td>li</td><td>Mitte</td></tr></table></td></tr>
</table>

STANDPUNKT

<table>
<tr><th>Bewegungsübung</th><th>Bewegungsbeschreibung</th><th>Musikprotokoll</th></tr>
<tr><td>Pyramide
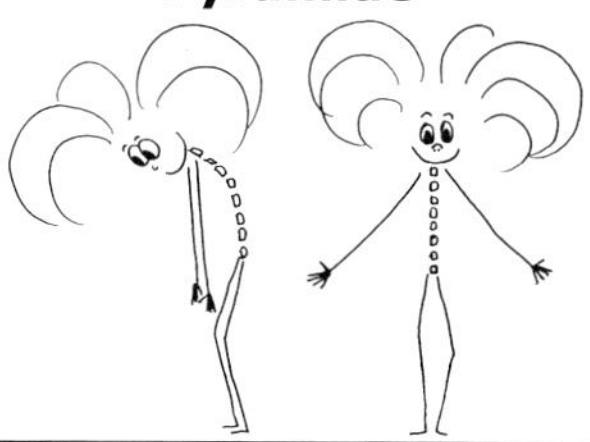</td><td>Wechsel zwischen leicht vorgeneigtem Oberkörper mit vor dem Körper gekreuzten Armen und aufrechter Haltung mit offener Arm- und Handhaltung. Die Handflächen zeigen nach vorn.
☛ Beim Öffnen der Arme keine Hohlkreuzhaltung!</td><td>8x
<table><tr><td>zusam-</td><td>men</td><td>ausei-</td><td>nander</td><td>zusam-</td><td>men</td><td>ausei-</td><td>nander</td></tr></table></td></tr>
<tr><td>Variante Schritt-Uhr
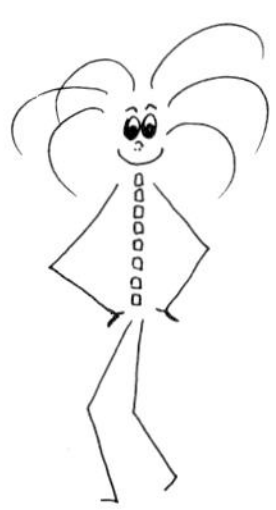</td><td>Mit geschlossenen Beinen stehen wir im Mittelpunkt eines Ziffernblatts. Mit dem re Fuß einen Schritt nach vorn auf 12 Uhr, dabei das re Knie leicht beugen und das Gewicht mit verlagern (li Fuß ist unbelastet und wird leicht angehoben). Mit dem li Fuß Schritt zurück zur Mitte und Gewicht übernehmen. Re Fuß – Fußspitzen zeigen nach vorn – auf 1 Uhr setzen, Knie beugen, Gewicht übernehmen, li Fuß zurücksetzen und Gewicht übernehmen. Re Fuß auf 2 Uhr ...
Bei 3 Uhr wird der re Fuß über die Innenkante zur Außenkante abgerollt. Bei 4 und 5 Uhr beginnt der Fuß bei den Zehen und rollt leicht nach hinten ab.
6 Uhr – re Fuß macht Schritt zurück und wieder vor – beide Füße stehen im Mittelpunkt des Ziffernblatts.
Wiederholen mit li: Der li Fuß rollt von den Zehen bis zur Ferse auf 6 Uhr. Der re Fuß ist unbelastet, wird leicht angehoben und tritt wieder in die Mitte. Die weitere Abfolge wie beim re Bein. Wiederholen.
☛ Während der ganzen Übung zeigen die Zehen nach vorn!</td><td>1x
<table><tr><td>re 12</td><td>li rück</td><td>re 1</td><td>li rück</td><td>re 2</td><td>li rück</td><td>re 3</td><td>li rück</td></tr>
<tr><td>re 4</td><td>li rück</td><td>re 5</td><td>li rück</td><td>re 6</td><td>li rück</td><td>Mitte</td><td>Mitte</td></tr></table>
1x
<table><tr><td>li 6</td><td>re rück</td><td>li 7</td><td>re rück</td><td>li 8</td><td>re rück</td><td>li 9</td><td>li rück</td></tr>
<tr><td>li 10</td><td>re rück</td><td>li 11</td><td>re rück</td><td>li 12</td><td>re rück</td><td>Mitte</td><td>Mitte</td></tr></table></td></tr>
</table>

DSCHUNGELSCHWUNG

Schwerpunkt: Schwingen, Schultern lockern

DVD/CD Nr. 8

Bewegungsübung	Bewegungsbeschreibung	Musikprotokoll								
Mango 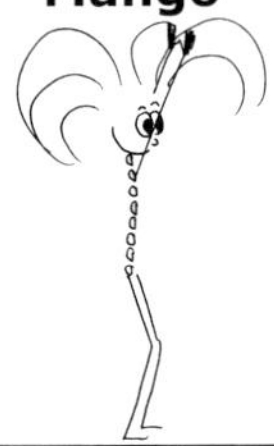	Arme nacheinander hochnehmen, dann beide gemeinsam zurück- und vorschwingen.	**1x**					re ↑	oben	li ↑	oben
		2x	rück	vor	rück	vor	rück	vor	rück	vor
Cross 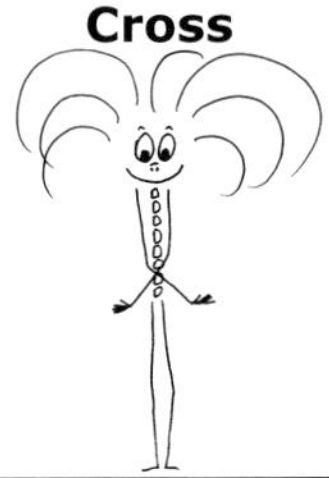	Arme vor dem Körper kreuzen und wieder öffnen.	**4x**	→← zusam-	→← men	←→ ausei-	←→ nander	→← zusam-	→← men	←→ ausei-	←→ nander
Mango 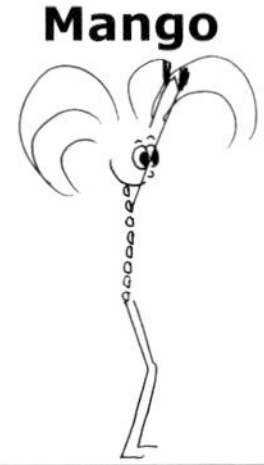	Arme zurück und nach vorn schwingen.	**2x**	rück	vor	rück	vor	rück	vor	rück	vor
Cross 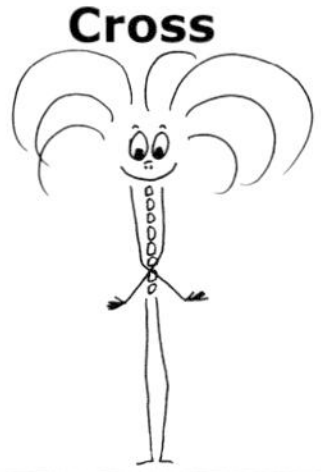	Arme vor dem Körper kreuzen und wieder öffnen.	**4x**	→← zusam-	→← men	←→ ausei-	←→ nander	→← zusam-	→← men	←→ ausei-	←→ nander

DSCHUNGELSCHWUNG		
Bewegungsübung	**Bewegungsbeschreibung**	**Musikprotokoll**
Big Ben 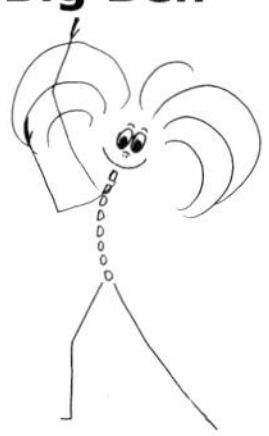	Mit Schwung einen Schritt (Step) zur Seite machen und mit beiden Armen vor dem Körper schwingen.	**4x** re Step · swing · li Step · swing · re Step · swing · li Step · swing
Krock 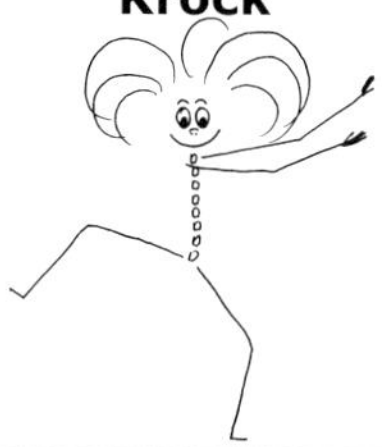	Beim Schwung das unbelastete Bein anheben.	**6x** re li⬆ · swing · li re⬆ · swing · re li⬆ · swing · li re⬆ · swing
Big Ben 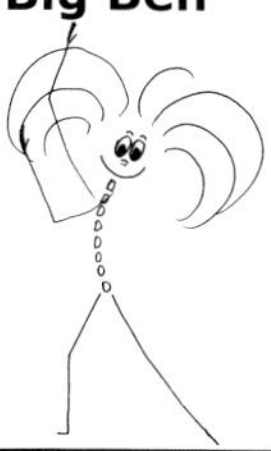	Mit Schwung einen Schritt (Step) zur Seite machen und mit beiden Armen vor dem Körper schwingen.	**4x** re Step · swing · li Step · swing · re Step · swing · li Step · swing
Wisch 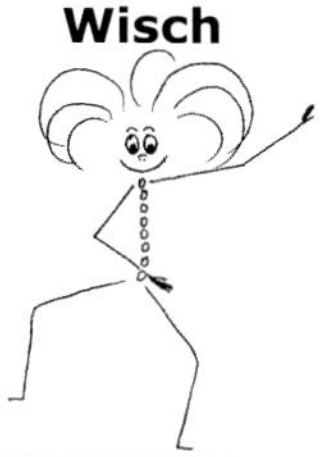	Schwingen nur mit dem re Arm, der li liegt am Rücken, dann wechseln. Schwingen nur mit dem li Arm, der re liegt am Rücken.	**4x** re Arm ➡ · swing · re Arm ➡ · swing · re Arm ➡ · swing · re Arm ➡ · swing **4x** li Arm ➡ · swing · li Arm ➡ · swing · li Arm ➡ · swing · li Arm ➡ · swing

<table>
<tr><th colspan="3">DSCHUNGELSCHWUNG</th></tr>
<tr><th>Bewegungsübung</th><th>Bewegungsbeschreibung</th><th>Musikprotokoll</th></tr>
<tr><td>Big Ben
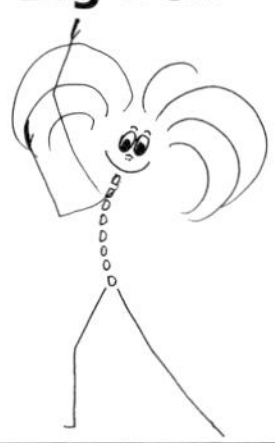</td><td>Mit beiden Armen vor dem Körper schwingen, diesmal dabei den Seitschritt etwas größer machen.</td><td>4x <table><tr><td>re Step</td><td>swing</td><td>li Step</td><td>swing</td><td>re Step</td><td>swing</td><td>li Step</td><td>swing</td></tr></table></td></tr>
<tr><td>Achterschwung
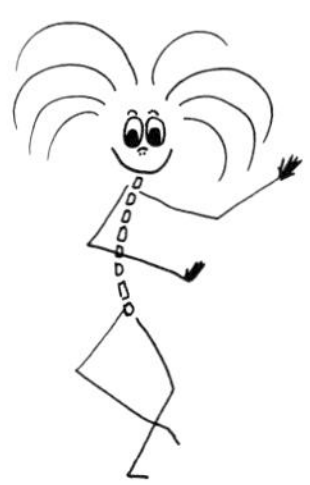</td><td>Mit beiden Armen abwechselnd große Achterschwünge vor dem Körper machen und den ganzen Körper mitschwingen lassen.</td><td>4x <table><tr><td>re 8er</td><td>swing</td><td>li 8er</td><td>swing</td><td>re 8er</td><td>swing</td><td>li 8er</td><td>swing</td></tr></table></td></tr>
</table>

STADT-SPAZIERGANG

Schwerpunkt: Bewegungsspiel, Bewegungsfantasie, Pantomime

DVD/CD Nr. 9

Bewegungsübung	Bewegungsbeschreibung	Musikprotokoll								
Runde 1 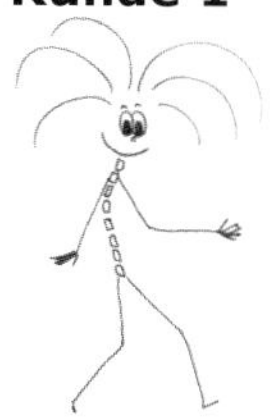	Kreisaufstellung, Drehung zur Kreismitte und 6 Schritte gegen den Uhrzeigersinn, dann 3 beidbeinige Hüpfer nach re zur Seite.	1x	re	li	re	li	re	li	tip-tip	stopp
Tanz 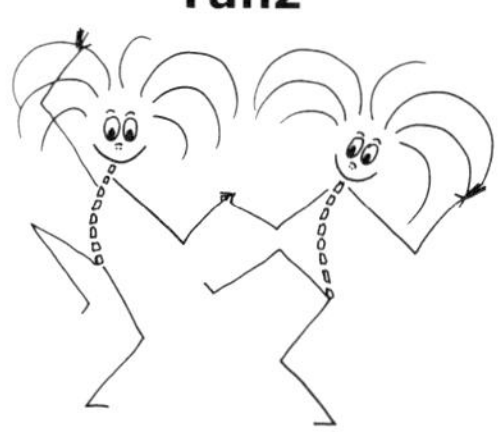	Hopsersprünge re/li am Ort mit hohem Knie und diagonaler Armbewegung. Zu den letzten beiden Takten 3 Seitsprünge nach re (tip-tip-stopp) mit beiden Beinen in leichter Grätschstellung, gebeugten Knien, leichter Oberkörpervorlage und Hände auf den Oberschenkeln.	2x	re hop	li hop	re hop	li hop	re hop	li hop	re hop	li hop
			re hop	li hop	re hop	li hop	re	li	tip-tip	stopp
Runde 2 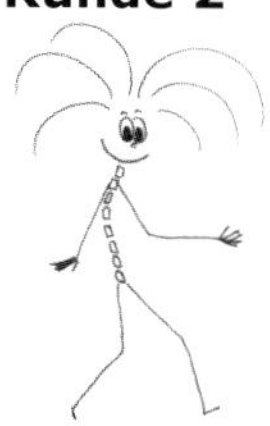	Drehung nach re und 6 Schritte in Tanzrichtung. Zu den letzten beiden Takten wieder 3 kleine Schlusssprünge zur Kreismitte.	1x	re	li	re	li	re	li	tip-tip	stopp
Museum 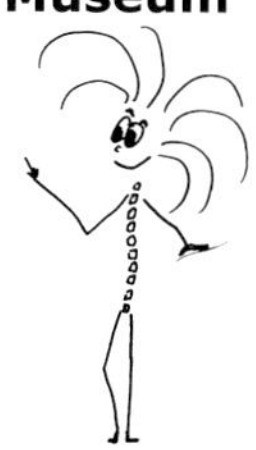	Große Schritte, Fersen betont aufsetzen, Arme zuerst hinter dem Rücken verschränkt, Körperdrehung und Blick abwechselnd nach re/li, dann mit den Fingern auf Ausstellungsstücke zeigen.	4x	re	–	li	–	re	–	li	–

STADT-SPAZIERGANG

Bewegungsübung	Bewegungsbeschreibung	Musikprotokoll
Kreuzung 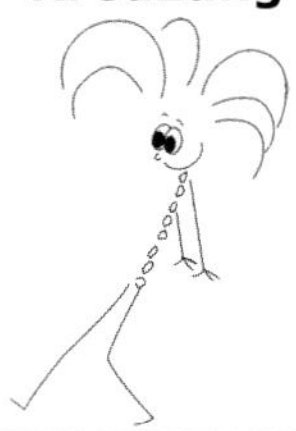	Im Kreis gegen den Uhrzeigersinn 8 schnelle Schlusssprünge nach vorn und zurück, dann seitlich 8 Sprünge in die Kreismitte und wieder hinaus.	**2x** vor | – | rück | – | vor | – | rück | – **2x** rein | – | raus | – | rein | – | raus | –
Stadtpark 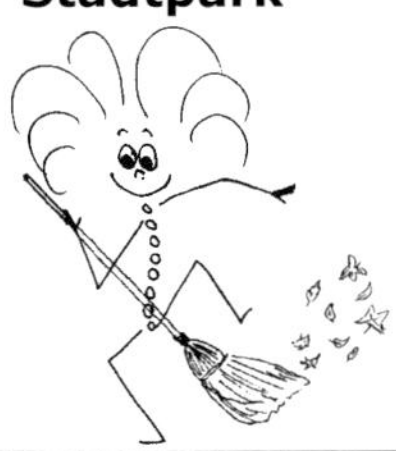	Gehen und dabei abwechselnd re/li mit dem Besen das Laub kehren.	**4x** re kehr | – | li kehr | – | re kehr | – | li kehr | –
Bürgermeister 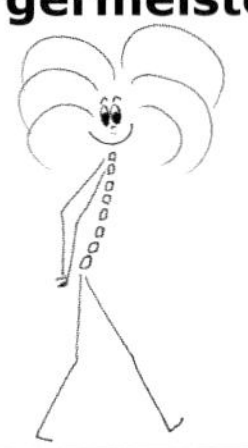	Große Bürgermeisterschritte, Arme auf dem Rücken, stolzer Gang, Grüße nach re und li.	**4x** re | – | li | – | re | – | li | –
Radweg 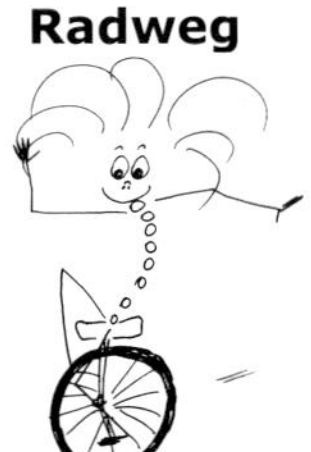	Schnelle Laufschritte mit hoher Kniebewegung, Arme vor dem Körper auf der Lenkstange.	**4x** re li | re li | re li | re li | re li | re li | re li | re li

STADT-SPAZIERGANG

<table>
<tr><th>Bewegungsübung</th><th>Bewegungsbeschreibung</th><th>Musikprotokoll</th></tr>
<tr><td>Straßenmusikant
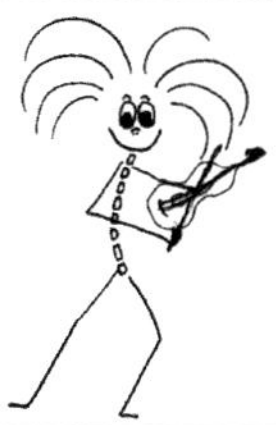</td><td>Stehgeiger-Stellung, Geige li, re Hand führt den Bogen auf und ab.</td><td>4x<table><tr><td>auf</td><td>–</td><td>ab</td><td>–</td><td>auf</td><td>–</td><td>ab</td><td>–</td></tr></table></td></tr>
<tr><td>Tanz
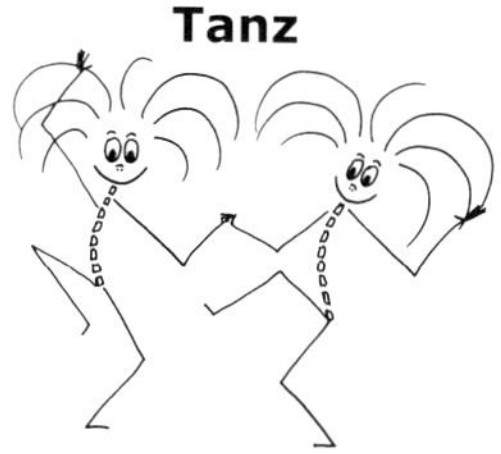</td><td>Hopsersprünge re/li am Ort mit hohem Knie und diagonaler Armbewegung. Zu den letzten beiden Takten (tip-tip-stopp) 3 Seitsprünge nach re mit beiden Beinen in leichter Grätschstellung, gebeugten Knien, leichter Oberkörpervorlage und Hände auf die Oberschenkel gestützt.</td><td>4x<table><tr><td>re hop</td><td>li hop</td><td>re hop</td><td>li hop</td><td>re vor</td><td>li vor</td><td>re vor</td><td>li vor</td></tr><tr><td>re rück</td><td>li rück</td><td>re rück</td><td>li rück</td><td>re hop</td><td>li hop</td><td>tip tip</td><td>stopp</td></tr></table></td></tr>
<tr><td>Runde 3
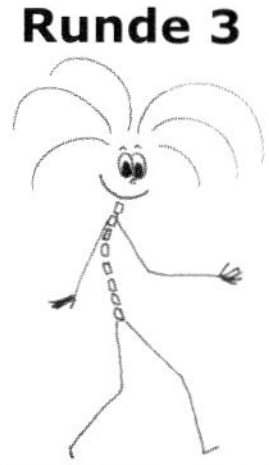</td><td>Drehung nach re im Kreis und 6 Gehschritte nach vorn. Zu den letzten beiden Takten 3 kleine Schlusssprünge.</td><td>1x<table><tr><td>re</td><td>li</td><td>re</td><td>li</td><td>re</td><td>li</td><td>tip-tip</td><td>stopp</td></tr></table></td></tr>
</table>

WIRBELIX-PARADE

DVD/CD Nr. 10

<table>
<tr><td>Ausmarsch</td><td>Aus der Kreisaufstellung Drehung gegen die Tanzrichtung, Ausmarsch und Winken.</td><td>8x<table><tr><td>re</td><td>li</td><td>re</td><td>li</td><td>re</td><td>li</td><td>re</td><td>li</td></tr></table></td></tr>
</table>

DIE NEUN KLEINEN ÖSTERREICHER

DVD/CD Nr. 11

Schwerpunkt: Tanz, Kraft, Beweglichkeit, Haltung

Land	Bewegungsbeschreibung	Musikprotokoll
	Einmarsch+ Frontalaufstellung	siehe Tabelle 1
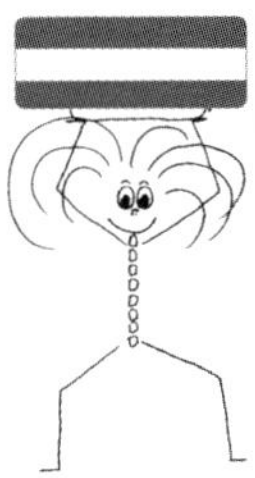	**Vorstellung:** Einzelnes Vortreten der Kinder – nach 9 wieder zurücktreten. Ab „machen": abwechselnd re Arm und li Bein, li Arm und re Bein vorstrecken. 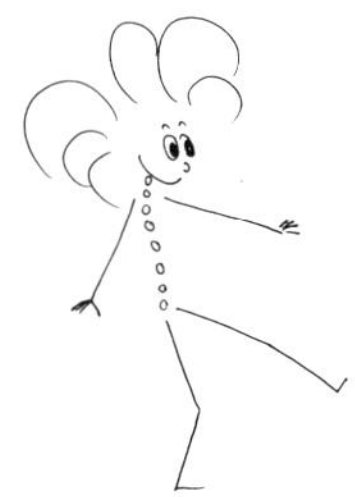	siehe Tabelle 2
	Laufen am Ort 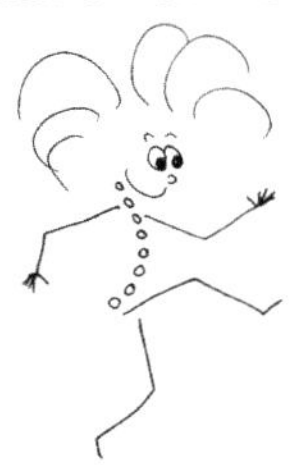	siehe Tabelle 3
SALZ-BURG 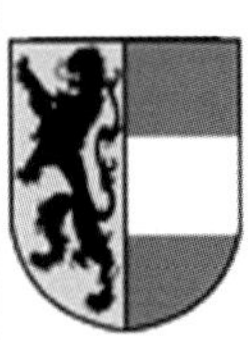	**Hampeltanz** 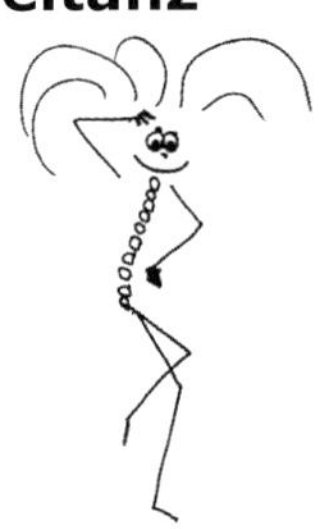 **Hampelmann + Klingeln + Laufen**	siehe Tabellen 4 und 5

Einmarsch+ Frontalaufstellung:

re	li	re	li	re	li	re	li
re	li	re	li	re	li	re	li

Vorstellung:

Neun 1	kleine	Öster- 2	reicher	ziehen 3	um die	Welt. 4	Für
sie hat 5	Trainer	Wirbe- 6	lix ein	Turnpro- 7	gramm er-	stellt. 8	Die
Kinder- 9	Rücken-	schule 9	leitet	er mit 8	viel E-	lan. 7	Er
macht Mu-6	sik, be-	wegt sich 5	gern und	spornt die 4	Kinder	an. 3	Beim
KIWI- 2	Kinder-	Turnpro- 1	gramm, da	machen	alle	mit.	Neun
Übun-	gen am	Tag, die	halten	uns ge-	sund und	fit.	–

Laufen am Ort:

re	li	re	li	re	li	re	li
re	li	re	li	re	li	re	li

Hampeltanz:

Beim Hampel-	tanz aus	Salzburg	nimmt das	Training	seinen	Lauf:	Mit
„Alles	in Be-	wegung!"	wärmen	wir uns	erst mal	auf.	

Seite	Mitte	Seite	Mitte	Seite	Mitte	Seite	Mitte
Klin-	gel ⬇	Klin-	gel ⬆	re	li	re	li
Seite	Mitte	Seite	Mitte	Seite	Mitte	Seite	Mitte
Klin-	gel ⬇	Klin-	gel ⬆	re	li	re	li

DIE NEUN KLEINEN ÖSTERREICHER

Land	Bewegungsbeschreibung	Musikprotokoll

Gehen + Kreisaufstellung

re	li	re	li	re	li	re	li
re	li	re	li	re	li	re	li

NIE-
DER-
ÖSTER-
REICH

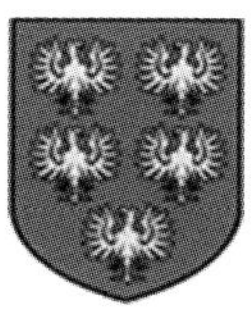

Sumurai

Drache **Waage**

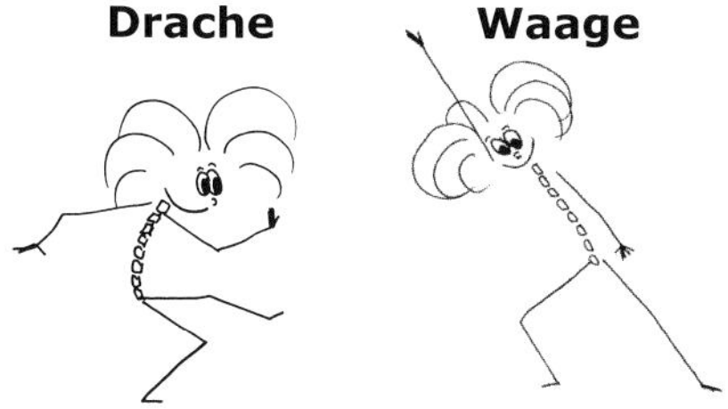

re				li			
Der Sumu-	rai kommt	eins, zwei,	drei, aus	Nieder-	öster-	reich.	Er
dehnt uns	sanft und	streckt uns	leicht, macht	harte	Muskeln	weich.	

re Arm	↑	zieh	↓	li Arm	↑	zieh	↓
re Arm	↑	zieh	↓	li Arm	↑	zieh	↓

Im Kreis weitergehen

re	li	re	li	re	li	re	li
re	li	re	li	re	li	re	li

TIROL

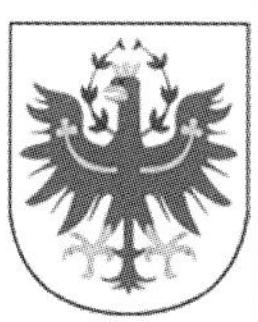

Kraft-o-mat

Seilzug

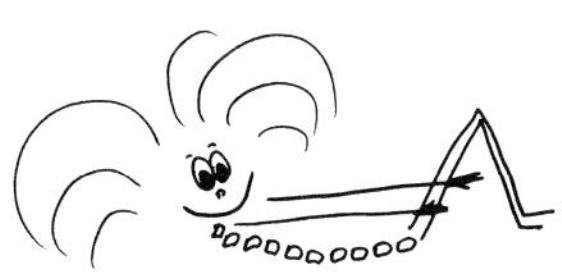

Der Seilzug	aus Ti-	rol ist	eine	Übung	für den	Bauch:	Er
kräftigt	dort die	Muskeln	und die	Wirbel-	säule	auch.	

Seil Mi	zieh	schieb	schieb	Seil Mi	zieh	schieb	schieb
Seil Mi	zieh	schieb	schieb	Seil Mi	zieh	schieb	schieb
Seil re	zieh	schieb	schieb	Seil re	zieh	schieb	schieb
Seil li	zieh	schieb	schieb	Seil li	zieh	schieb	schieb

Im Kreis weitergehen

re	li	re	li	re	li	re	li
re	li	re	li	re	li	re	li

DIE NEUN KLEINEN ÖSTERREICHER

Land	Bewegungsbeschreibung	Musikprotokoll
OBER-ÖSTER-REICH 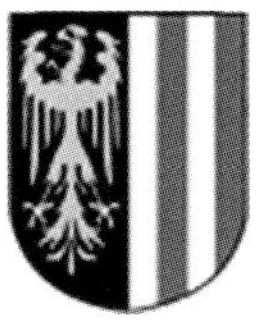	**Frosch-up** 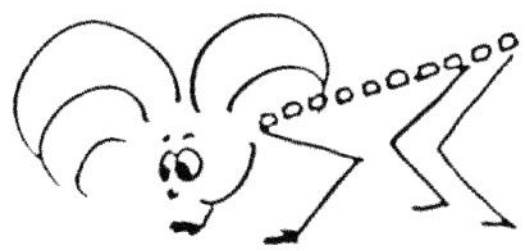	siehe unten
	Im Kreis weitergehen	siehe unten
BUR-GEN-LAND 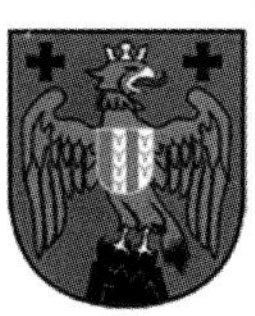	**Albatros** 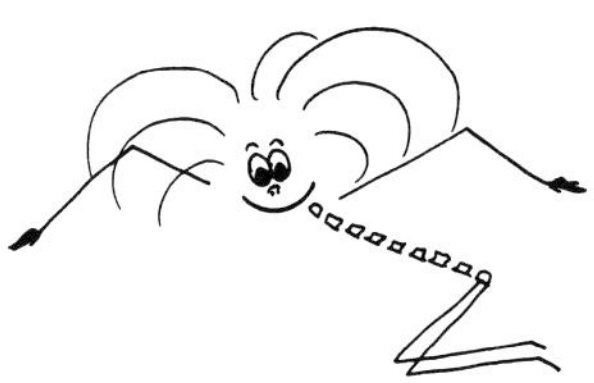	siehe unten
	Im Kreis weitergehen	siehe unten

OBER-ÖSTERREICH – Frosch-up

In Ober-	öster-	reich holt	sich der	Frosch-up	seine	Kraft,	bis
endlich	er das	Unter-	wasser-	Trocken-	training	schafft.	

hoch	tief	hoch	tief	hoch	tief	hoch	tief
hoch	tief	hoch	tief	hoch	tief	hoch	tief
hoch	tief	hoch	tief	hoch	tief	hoch	tief
hoch	tief	hoch	tief	hoch	tief	hoch	tief

Im Kreis weitergehen

re	li	re	li	re	li	re	li
re	li	re	li	re	li	re	li

BURGENLAND – Albatros

Als Nächstes	wird im	Burgen-	land der	Alba-	tros trai-	niert,	er
schwingt sich	hoch und	fliegt, bis	er die	Rücken-	muskeln	spürt.	

hoch	tief	hoch	tief	hoch	tief	hoch	tief
hoch	tief	hoch	tief	hoch	tief	hoch	tief
hoch	tief	hoch	tief	hoch	tief	hoch	tief
hoch	tief	hoch	tief	hoch	tief	hoch	tief

Im Kreis weitergehen

re	li	re	li	re	li	re	li
re	li	re	li	re	li	re	li

DIE NEUN KLEINEN ÖSTERREICHER

Land	Bewegungsbeschreibung	Musikprotokoll

KÄRN-TEN

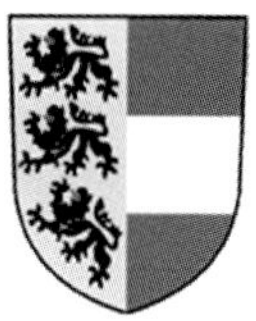

Gipfeltreffen

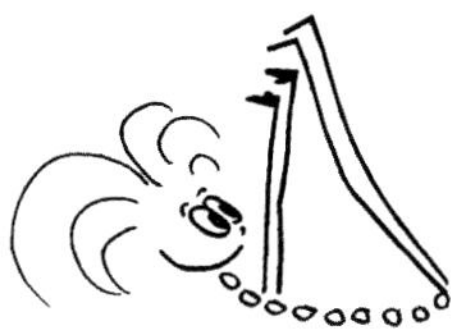

Aus Kärnten	kommt das	Gipfel-	treffen,	tip und	top und	flop.	Die
Wirkung	spürt man	bald da-	rauf als	Bauchmus-	kelga-	lopp.	

tip	top	flop	Pause	tip	top	flop	Pause
tip	top	flop	Pause	tip	top	flop	Pause
tip	top	flop	Pause	tip	top	flop	Pause
tip	top	flop	Pause	tip	top	flop	Pause

Im Kreis weitergehen

re	li	re	li	re	li	re	li
re	li	re	li	re	li	re	li

WIEN

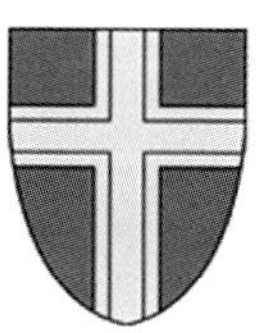

X-Large

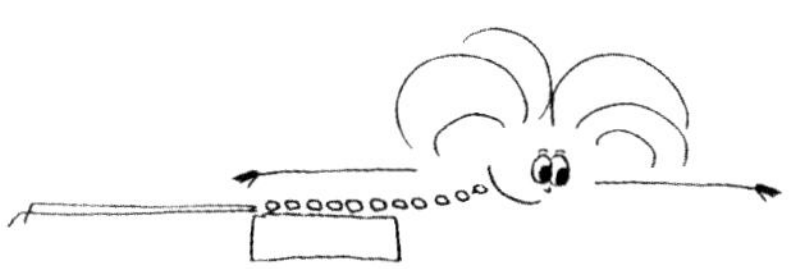

Wenn wir uns	dann mit	voller	Länge	ausein-	ander	ziehn,	dann
sind wir	mit X-	Large auch	gleich im	Prater-	stern von	Wien.	

re zieh	zieh	zieh	zieh	li zieh	zieh	zieh	zieh
re zieh	zieh	zieh	zieh	li zieh	zieh	zieh	zieh
re zieh	zieh	zieh	zieh	li zieh	zieh	zieh	zieh
re zieh	zieh	zieh	zieh	li zieh	zieh	zieh	zieh

Im Kreis weitergehen

re	li	re	li	re	li	re	li
re	li	re	li	re	li	re	li

DIE NEUN KLEINEN ÖSTERREICHER

Land	Bewegungsbeschreibung	Musikprotokoll

VOR-ARL-BERG

Boots-Mobil

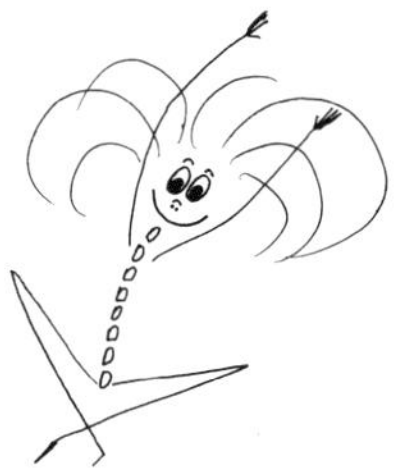

Welle

Segel

Woge

1 2 3	1 2 3	1 2 3	1 2 3
Im Boots-Mobil sich	wiegen wie ein	Segelschiff im	Wind, das
lernt man in	Vorarlberg am	Bodensee ge-	schwind.

1 2 3	1 2 3	1 2 3	1 2 3	1 2 3	1 2 3	1 2 3	1 2 3
Arme ➡	Mitte	Arme ⬅	Mitte	Arme ➡	Mitte	Arme ⬅	Mitte
li Arm/re Knie	Mitte	re Arm/ li Knie	Mitte	li Arm/re Knie	Mitte	re Arm/ li Knie	Mitte

Im Kreis weitergehen

2x	re	li	re	li	re	li	re	li

STEIER-MARK

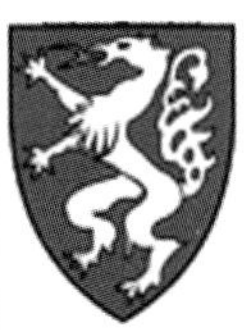

Standpunkt

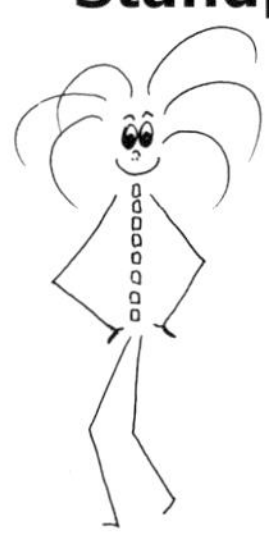

Fußnoten

Schrittuhr

Der Standpunkt	aus der	Steier-	mark hält	uns im	rechten	Lot.	Im
Gleichge-	wicht und	aufrecht	hat das	Rückgrat	keine	Not.	

re	Nord	li	Mitte	li	Süd	re	Nord
re	Ost	li	Nord	li	West	re	Nord
li	Nord	re	Nord	re	Süd	li	Nord
li	West	re	Nord	re	Ost	li	Nord

Dschungelschwung

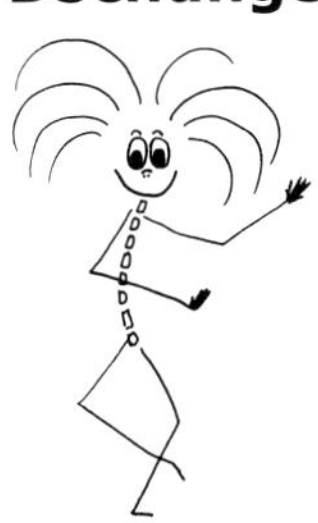

Achterschwung

Zum Schluss zeigt	Trainer	WIRBE-	LIX den	Öster-	reicher-	Schwung,	denn
Schwung ➡		Schwung ⬅		Schwung ➡		Schwung ⬅	
Tanz, Mu-	sik und	Fröhlich-	keit hält	alle	Menschen	jung!	
1 2 3	1 2 3	1 2 3	1 2 3				

Anhang

Die Musik-CD

1	Schul-Lied	1:28 min
2	WIRBELIX-Parade	0:38 min
3	Schulbus	2:50 min
4	Sumurai	2:18 min
5	Kraft-o-mat	6:04 min
6	Boots-Mobil	2:40 min
7	Standpunkt	3:01 min
8	Dschungelschwung	3:14 min
9	Stadt-Spaziergang	3:59 min
10	WIRBELIX-Parade	0:38 min
11	Die neun kleinen Österreicher	8:22 min
	Gesamtspielzeit:	**35:14 min**

Die DVD

1	Intro	
2	WIRBELIX-Parade	0:38 min
3	Schulbus	2:50 min
4	Sumurai	2:18 min
5	Kraft-o-mat	6:04 min
6	Boots-Mobil	2:40 min
7	Standpunkt	3:01 min
8	Dschungelschwung	3:14 min
9	Stadt-Spaziergang	3:59 min
10	WIRBELIX-Parade	0:38 min
11	Die neun kleinen Österreicher (Trailer)	4:25 min
12	KIWI-Check + Tests	1:25 min
13	Schul-Lied + Nachspann	1:28 min
	Gesamtspielzeit:	**74:00 min**

Die Autorin

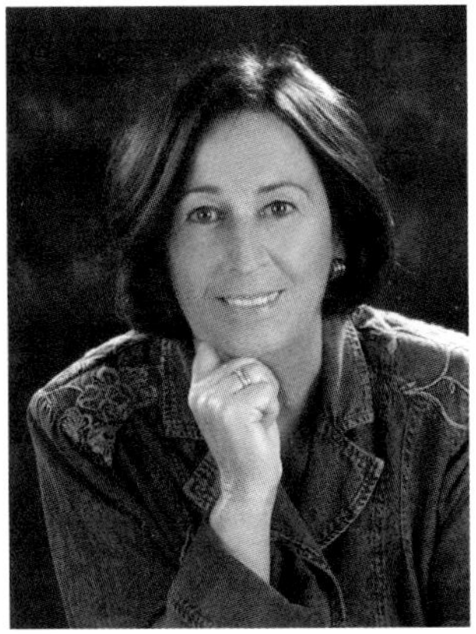

Helga Fleiß ist promovierte Germanistin und Mitbegründerin der Grazer Gang- und Rückenschule. Als frühere Lehrbeauftragte für Motodiagnostik und Mototherapie an der Uni Graz entwickelte sie Bewegungs- und Musikprogramme für verschiedene Altersstufen. Für das KIWI-Bewegungskonzept gestaltete sie die Musik in Zusammenarbeit mit dem Musiker Herwig Burghardt.
Gemeinsam mit ihrem Mann Otto Fleiß betreut sie das Vorsorgeprojekt KIB – Kinder in Bewegung. Es betrifft Kinder ab dem Vorschulalter und reicht bis zu SchülerInnen der Berufsschule. Dabei werden in einem dreistufigen Modell allgemeine Bewegungsprogramme wie WIRBELIX oder KIWI vermittelt und über einfache motorische Checks und dem Haltungs- und Koordinationsscreening ein individuelles Trainingskonzept für jedes Kind erstellt.

Kontakt:
Dr. Helga Fleiß
A-8052 Graz, Herbersteinstr. 76
Tel.: (0043) (0)316 / 58 48 48
Fax: (0043) (0)316 / 58 48 49
E-Mail: office@kinder-in-bewegung.com
www.kinder-in-bewegung.com
www.wirbelix.com

In KIGA, Hort, Grundschule, Orientierungsstufe, offenen Kindergruppen, bei Festen und Spielnachmittagen

Auf den Spuren fremder Kulturen

Die erfolgreiche Reihe aus dem Ökotopia Verlag

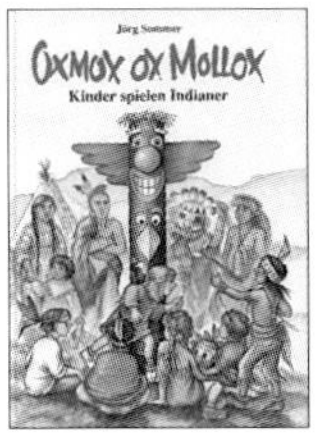

J. Sommer

Oxmox ox Mollox

Kinder spielen Indianer

ISBN: 978-3-925169-43-4

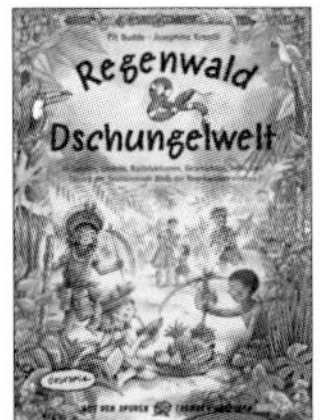

Buch + CD

P. Budde, J. Kronfli

Regenwald & Dschungelwelt

In Spielen, Liedern, Bastelaktionen, Geschichten, Infos und Tänzen die faszinierende Welt der Regenwälder erleben

ISBN (Buch): 978-3-936286-96-0
ISBN (CD): 978-3-936286-97-7

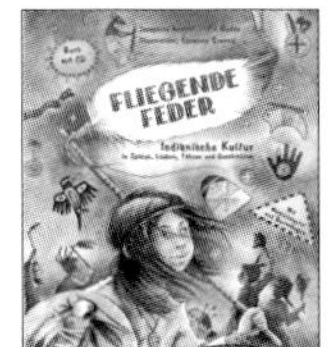

Buch + CD

P. Budde, J. Kronfli

Fliegende Feder

Indianische Kultur in Spielen, Liedern, Tänzen und Geschichten

ISBN
(Box inkl. CD): 978-3-931902-26-1
(CD): 978-3-931902-23-0

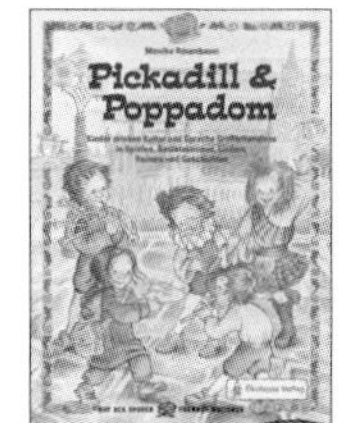

Buch + CD

M. Rosenbaum

Pickadill & Poppadom

Kultur und Sprache Großbritanniens in Spielen, Bastelaktionen, Liedern, Reimen und Geschichten

ISBN (Buch): 978-3-936286-11-3
ISBN (CD): 978-3-936286-12-0

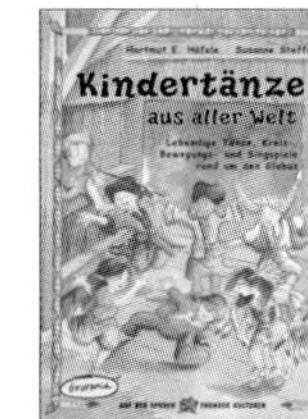

Buch + CD

H.E. Höfele, S. Steffe

Kindertänze aus aller Welt

Lebendige Tänze, Kreis-, Bewegungs- und Singspiele rund um den Globus

ISBN (Buch): 978-3-936286-40-3
ISBN (CD): 978-3-936286-41-0

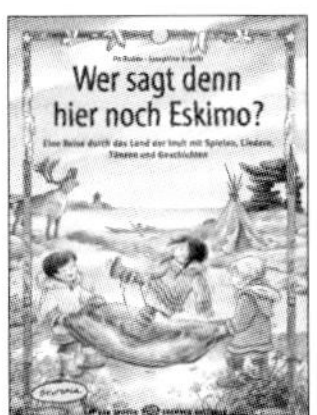

Buch + CD

P. Budde, J. Kronfli

Wer sagt denn hier noch Eskimo?

Eine Reise durch das Land der Inuit mit Spielen, Liedern u.a.

ISBN (Buch): 978-3-936286-73-1
ISBN (CD): 978-3-936286-74-8

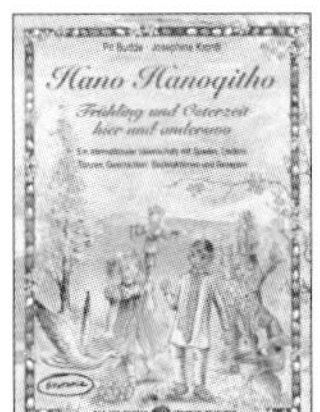

Buch + CD

P. Budde, J. Kronfli

Hano Hanoqitho

Frühling und Osterzeit hier und anderswo

Ein internationaler Ideenschatz

ISBN (Buch): 978-3-936286-56-4
ISBN (CD): 978-3-936286-57-1

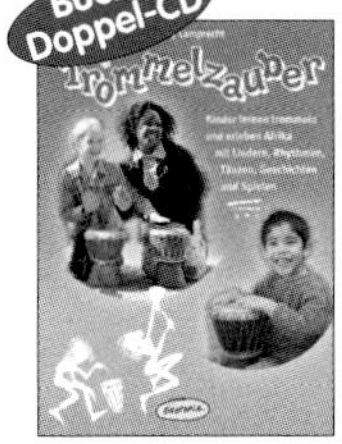

Buch + Doppel-CD

J. Lamprecht

Trommelzauber

Kinder lernen Trommeln und erleben Afrika mit Liedern, Rhythmen, Tänzen, Geschichten und Spielen

ISBN (Buch): 978-3-936286-86-1
ISBN (Doppel-CD): 978-3-936286-87-8

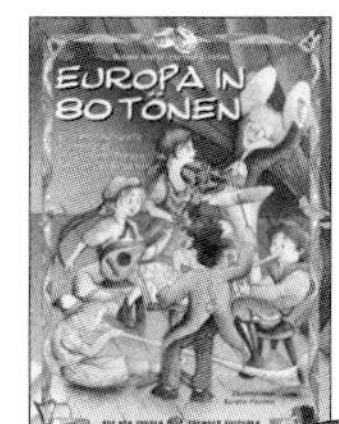

Buch + CD

S. Steffe, H. E. Höfele

Europa in 80 Tönen

Eine multikulturelle Europareise mit Liedern, Tänzen, Spielen und Bräuchen

ISBN (Buch): 978-3-931902-87-2
ISBN (CD): 978-3-931902-88-9

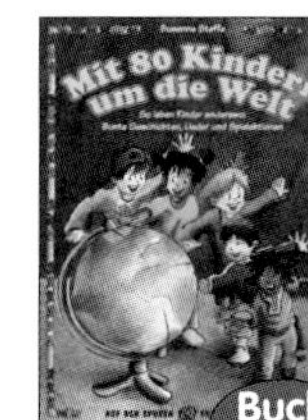

Buch + CD

S. Steffe, H. E. Höfele

Mit 80 Kindern um die Welt

So leben Kinder anderswo: Bunte Geschichten, Lieder und Spielaktionen

ISBN (Buch): 978-3-86702-052-7
ISBN (CD): 978-3-86702-053-4

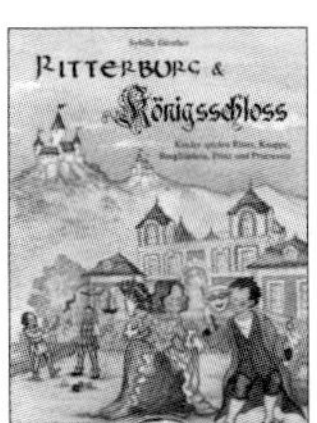

Buch + CD

S. Günther

Ritterburg & Königsschloss

Kinder spielen Ritter, Knappe, Burgfräulein, Prinz und Prinzessin

ISBN (Buch): 978-3-86702-046-6
ISBN (CD): 978-3-86702-047-3

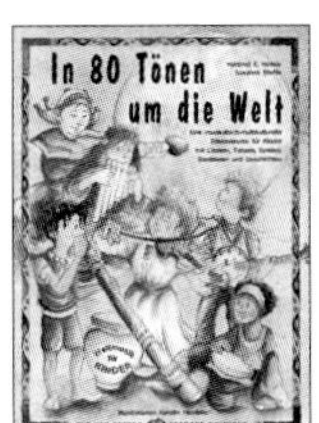

Buch + CD

H.E. Höfele, S. Steffe

In 80 Tönen um die Welt

Eine musikalisch-multikulturelle Erlebnisreise für Kinder mit Liedern, Tänzen, Spielen, Basteleien und Geschichten

ISBN (Buch): 978-3-931902-61-2
ISBN (CD): 978-3-931902-62-9

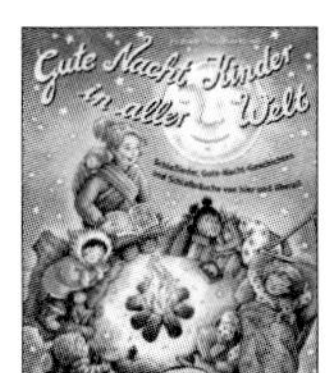

Buch + CD

P. Budde, J. Kronfli

Gute Nacht Kinder in aller Welt

Schlaflieder, Gute-Nacht-Geschichten und Schlafbräuche von hier und überall

ISBN (Buch): 978-3-86702-029-9
ISBN (CD): 978-3-86702-030-5

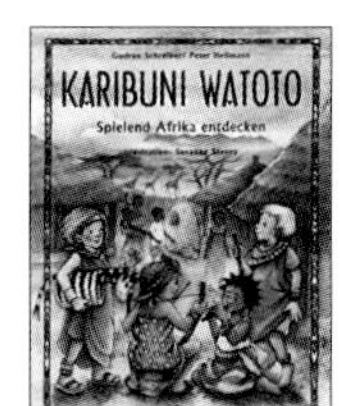

Buch + CD

G. Schreiber, P. Heilmann

Karibuni Watoto

Spielend Afrika entdecken

ISBN (Buch): 978-3-931902-11-7
ISBN (CD): 978-3-931902-12-4

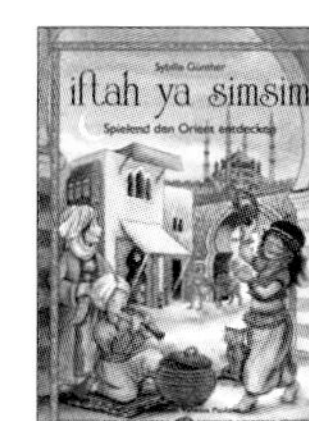

Buch + CD

S. Günther

iftah ya simsim

Spielend den Orient entdecken

ISBN (Buch): 978-3 931902 46 9
ISBN (CD): 978-3-931902-47-6